KB090333

그림으로 이해하는 인체 이야기

호흡기의 구조

겐마 아키히코 **감수** **이승현** 감역 **김선숙** 옮김

BM (주)도서출판 **성안당**

들어가며

호흡기는 가스 교환(산소와 이산화탄소의 교환)을 담당하는 장기이지만 생체 방어나 대사 등에도 작용한다. 비강과 구강, 후두, 기관, 기관지, 폐에서 하는 가스 교환의 기본은 에너지 생산에 필요한 산소를 흡입하고 이산화탄소를 배출하는 것이나 산염기평형과도 관련이 있다. 생체 방어에는 가스 교환에 관여하는 장기로서 외기와 교통하는 특수성으로부터 비강의 구조나 기침·연하 반사, 섬모, 분기 구조, 점액, 면역세포 등이 발달해 역할을 담당한다. 또한 계면활성제(surfactant), 화학 전달 물질 등의 대사에도 관여한다.

호흡기에는 감염병, 폐섬유증, 폐색성 폐 질환, 악성 종양, 알레르기 질환, 자가면역 질환, 환경과 관련된 질환 등 매우 다양한 질환이 존재한다. 일본인의 사망 원인 1위인 악성 종양 중 폐암은 최상위에 속하며 폐렴도 사망 원인의 상위에 위치한다. 이 사실을 통해서도 호흡기 질환은 의료인 누구나 일상적으로 마주하는 질병이라는 것을 알 수 있지만 다양한 판별을 요하는 병적 상태가 존재해 지식이 없으면 대응하기 힘든 질환이라 할 수 있다. 악성 종양이나 면역 관련 질환을 치료하는 방법 개발도 빠르게 진행되고 있다. 따라서 의료 종사자나 그 길을 목표로 하는 학생이라면 호흡기 질환을 제대로 이해하고 적절하게 케어할 줄 아는 소양을 갖춰야 한다.

이 책에서는 그림을 오른쪽 면에 배치해 호흡기의 해부, 기능, 질환의 병태, 진단, 치료에 대해 이해하기 쉽게 구성했다. 중요한 항목에 초점을 맞춰 큰 포인트로 다루고 다양한 관련 지식 등을 칼럼으로 게재해 지식을 기억하기 쉽고 잘 정리할 수 있게 했다.

이 책이 의료계에 종사하는 분과 학생 여러분에게 도움이 될 수 있기를 바란다.

2022년 3월
일본의과대학 학장 겐마 아키히코

차례

제1장 호흡 · 호흡기의 기본

제2장 호흡기의 구조

제3장 호흡의 기전

제4장 호흡기 증상

제5장 호흡기 검사 · 측정

제6장 호흡기의 주요 질환

이 책을 사용하는 법

상기도 1: 코·비강

호흡기의 구조

POINT

- 코는 호흡기의 입구이다.
- 코털과 점막의 점액, 섬모가 이물질의 침입을 막는다.
- 비강 천장 부분에 냄새를 감지하는 후각상피가 있다.

콧구멍에서 콧속까지의 구조

콧구멍을 비공이라고 하며 그중 콧털이 나 있는 부분을 비전정이라고 한다. 그 안쪽의 막다른 곳까지 뻗어 있는, 천장이 높은 공간을 비강, 좌우 비강을 가르는 벽을 비중격이라고 한다. 비강은 손가락으로 후벼 파는 범위보다 훨씬 길다. 비강 좌우 벽에는 상비갑개, 중비갑개, 하비갑개가 튀어나와 있고, 이것들은 커튼처럼 하늘하늘한 것이 아니라 뼈가 있는 단단한 구조물이다.

비강의 내면은 점막으로 덮여 있고 여기에 늘어선 술잔세포(P.20 참조)에서 분비되는 점액으로 항상 촉촉하다. 그리고 점막에는 섬모 원주상피세포(P.20 참조)가 나란히 있고 그 표면에 **빽빽**이 붙어 있는 섬모가 점막에 걸린 먼지 등 이물질을 밖으로 내보낸다.

비강 점막은 혈관이 풍부하고 코 안쪽(중심측) 벽에는 특히 혈관이 많은 곳이 있다. 이곳을 키셀바흐 부위라고 하는데, 일상적인 코 출혈의 대부분은 코를 후비서 이 부위가 손상된 데 따른 것이다.

비강에는 냄새를 감지하는 감각기가 있다

비강 천장에는 손가락 제1관절 정도 넓이의 후상피가 있고 냄새 정보를 감지해 전달하는 후각세포가 줄지어 있다. 후각세포가 포착한 냄새 정보는 비강 천장을 만드는 사골(성안의 천장에 있는 뼈)을 뚫고 주행하는 신경섬유에 의해 두개골 안에 있는 후각으로 들어간다. 후각은 정동이나 기억을 관장하는, 대뇌변연계라고 불리는 부위의 일부이기 때문에 냄새로 기분이 변하거나 오래된 기억이 되살아날 수 있다.

28

시험에 나오는 어구

비강
콧속 공간을 일컫는다. 코중격으로 좌우가 나뉜다. 내면은 점막으로 덮여 있다. 비점막 벽에서 상, 중 하비갑개가 튀어나와 있다.

상비갑개, 중비갑개, 하비갑개
비강 비갑개 벽에서 솟아 나 있는 칸막이 같은 구조. 안에 뼈가 있어서 딱딱하다. 비강 내에 들어온 비강은 상비, 중비, 하비도, 하비도로 나눌 수 있다.

후상피
비강 천장에 있는 후각세포가 늘어선 부분을 말한다. 손가락 끝 만한 넓이가 있다. 냄새 정보를 감지해 뇌에 전달한다.

키워드

대뇌변연계
대뇌 중심 근처 빌대를 말하는 것으로. 순환이나 호흡 등 자율신경계 및 조절 기억에 관여한다. 후각을 전달하는 후각은 그 일부이다.

메모

맛있 대부분은 후각?
음식의 맛은 혀로 느끼는 미각도 중요하지만 생각보다 감지한. 후각이 대부분을 차지한다.

포인트

이 페이지에 정리돼 있는 내용의 포인트를 조목조목 열거했다.

3 종류의 주석

시험에 나오는 어구

각종 자격 시험에서 출제 빈도가 높은 어구를 뽑아 설명했다.

키워드

본문 중에서 중요한 용어를 설명했다.

메모

이해를 돕기 위해 좀 더 자세히 설명했다.

컬러 일러스트

알기 쉽게 컬러 그림으로 호흡기의 구조를 설명했다.

칼럼

칼럼은 2종류이다. ` Athletics Column `에는 운동과 몸에 대한 광범위한 지식을 게재하고 `column`에는 페이지 내에서 설명한 내용에 관한 폭넓은 관련 지식을 게재했다.

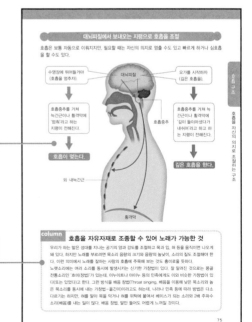

대뇌피질에서 보내오는 지령으로 호흡을 조절

호흡은 보통 자동으로 이뤄지지만, 필요할 때는 자신의 의지로 멈출 수도 있고 빠르게 하거나 심호흡을 할 수도 있다.

수영장에 뛰어들거야 (호흡을 멈추자).

요가를 시작하자 (깊은 호흡).

대뇌피질

호흡중추를 거쳐 늑간근이나 횡격막에 '멈춰'라고 하는 지령이 전해진다.

호흡중추를 거쳐 늑간근이나 횡격막에 '길이 들이마셨다가 내쉬어'라고 하는 지령이 전해진다.

호흡중추

호흡이 맞는다.

깊은 호흡을 한다.

외·내늑간근

횡격막

column **호흡을 자유자재로 조종할 수 있어 노래가 가능한 것**

우리가 하는 성대를 지나는 공기의 양과 강도를 조절하고 목과 입, 혀 등을 움직이면 나오게 돼 있다. 하지만 노래를 부르려면 목소리 음량의 크기와 음량의 높낮이, 소리의 질도 조절해야 한다. 이런 의미에서 노래를 말하는 사람의 호흡에 주목해 보는 것도 흥미로울 듯하다.
노랫소리에는 여러 소리를 동시에 발성시키는 신기한 가창법이 있다. 잘 알려진 것으로는 몽골 전통소리인 '흐미(창법)'가 있는데, 이누이트나 아이누 등의 민족에게도 이와 비슷한 가창법이 있다. 그런 방식을 바탕으로 하는 창법(Throat singing, 배음을 이용해 낮은 목소리와 높은 목소리를 동시에 내는 가창법)·울간이라고도 하는데, 나라나 민족 등에 따라 방법은 다소 다르기는 하지만, 허를 많이 목을 막거나 혀를 위쪽에 붙여서 베이스가 되는 소리와 2배 주파수 소리(배음)를 내는 일이 있다. 배음 창법, 알면 들어도 어렵게 느껴질 것이다.

75

호흡기의 구조

호흡을 자신의 의지로 조절하는 구조

제1장

호흡·호흡기의 기본

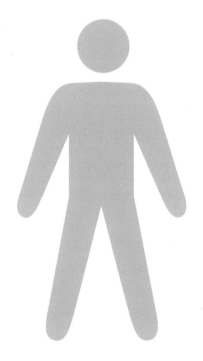

호흡이란 무엇인가?

- 호흡이란, 생물체가 산소를 흡입하고 이산화탄소를 배출하는 구조이다.
- 숨을 들이마시고 내쉬는 것은 환기이며 호흡 기능의 일부이다.
- 폐에서 일어나는 가스 교환은 외호흡, 세포에서 일어나는 가스 교환은 내호흡이다.

끊임없이 산소를 흡입하고 이산화탄소를 배출한다

호흡은 공기 중의 산소를 체내로 끌어들이고 체내 대사로 생긴 이산화탄소를 몸 밖으로 내보내는 작용을 말한다.

인간은 1분 정도라면 숨을 멈출 수 있지만 숨을 쉴 수 없거나 산소가 없는 환경에 놓이게 되면 죽는다. 음식을 먹고 걷고 생각하는 등의 모든 생명체의 영위는 몸의 세포가 산소를 사용해 대사해야 가능하기 때문이다. 사람은 흡입한 산소를 체내에 비축할 수 없어 숨을 멈출 수가 없다. 그뿐 아니라 세포가 대사하면서 생기는 이산화탄소가 너무 늘어나면 몸의 pH 등에 이상을 초래하기 때문에 끊임없이 배출해야 한다.

환기와 외호흡과 내호흡

호흡이 뭐냐고 물으면 '숨을 들이마시고 내쉬는 것'을 떠올리지만, 그것은 정답이 아니다. 이러한 폐에서 하는 공기의 출입을 환기(P.58 참조)라고 하는데, 환기는 호흡 작용의, 말하자면 '입구'에 해당한다. 호흡의 본질은 폐나 온몸의 세포에서 이뤄지는 산소와 이산화탄소의 가스 교환으로, 외호흡과 내호흡이 있다. 외호흡은 폐에서 하는 가스 교환으로, 환기를 통해 폐로 빨아들인 공기로부터 혈액에 산소를 흡입하고 혈액으로부터 공기 중에 이산화탄소를 배출하는 것을 말한다. 내호흡은 전신의 세포와 순환기의 작용에 의해 온몸을 둘러싼 혈액 사이에서 이뤄지는 가스 교환으로, 혈액으로부터 몸의 세포로 산소가 이동하고 세포로부터 혈액으로 이산화탄소가 이동하는 것을 말한다.

호흡

대사에 필요한 산소를 흡입하고 대사에 의해 생긴 이산화탄소를 배출하는 구조를 말한다.

환기

공기를 들이마시고 내쉬는 것을 말한다.

외호흡

폐에서 이뤄지는 가스 교환을 말한다. 폐 속 공기로부터 혈중으로 산소를 흡입하고 혈중에서 공기 속으로 이산화탄소를 배출한다.

내호흡

온몸의 세포와 혈액 사이에서 이뤄지는 가스 교환을 말한다. 혈액에서 세포로 산소가 이동하고 세포에서 혈액으로 이산화탄소가 이동한다.

가스 교환

생물체가 외계에서 산소를 빨아들이고 외계로 이산화탄소를 내보내는 일을 가리킨다.

몸의 pH

인체는 체내가 pH 7.4 안팎의 약알칼리성으로 유지돼야 한다. 조금이라도 정상 범위를 넘으면 체내의 모든 기능이 정상적으로 작동하지 않게 된다

호흡은 산소를 흡입하고 이산화탄소를 배출하는 작용

호흡은 대사에 필요한 산소를 체내로 빨아들이고 대사에 의해 생긴 이산화탄소를 몸 밖으로 내보내는 작용을 말한다. 그 구조는 숨을 들이마시고 내쉬는 '환기'와 폐에서 이뤄지는 가스 교환=외호흡, 조직의 세포에서 이뤄지는 가스 교환=내호흡으로 돼 있다.

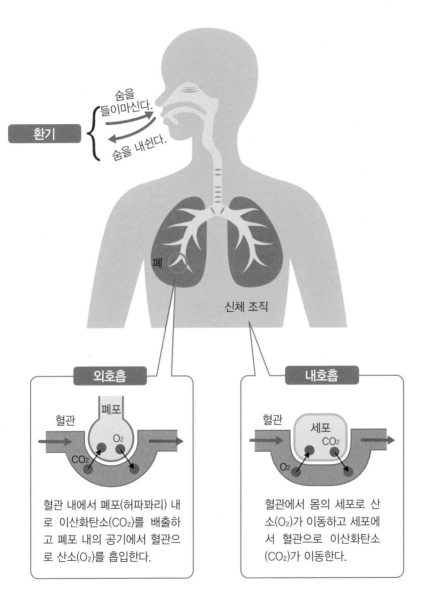

환기 { 숨을 들이마신다. / 숨을 내쉰다.

폐

신체 조직

외호흡

혈관 / 폐포 / O_2 / CO_2

혈관 내에서 폐포(허파꽈리) 내로 이산화탄소(CO_2)를 배출하고 폐포 내의 공기에서 혈관으로 산소(O_2)를 흡입한다.

내호흡

혈관 / 세포 / CO_2 / O_2

혈관에서 몸의 세포로 산소(O_2)가 이동하고 세포에서 혈관으로 이산화탄소(CO_2)가 이동한다.

호흡기의 역할

POINT

- 호흡기의 주된 역할은 가스 교환이다.
- 몸의 pH 조절이나 감염 방어, 발성과 후각도 호흡기의 역할이다.
- 모든 혈액이 반드시 폐를 통과하기 때문에 혈전을 용해하는 작용도 한다.

호흡기에서는 가스 교환만 하는 것이 아니다

호흡기, 즉 호흡에 관여하는 기관이나 장기의 주된 역할은 생명의 영위에 불가결한 산소를 체내로 빨아들이고 온몸의 세포에서 회수한 이산화탄소를 버리는 가스 교환이다.

호흡기는 몸의 pH 조절에도 관여한다. 몸의 기능이 정상적으로 작용하기 위해서는 몸의 pH가 항상 약알칼리성으로 유지돼야 한다. 먹는 것이나 활동 상황 등 pH에 영향을 주는 요인은 항상 변화하므로 몸에는 pH를 일정 수준으로 조절하는 산염기평형(P.82 참조) 구조가 갖춰져 있다. 호흡기가 그 역할을 담당하는 것이다.

감염 방어나 후각 등의 역할도 한다

호흡기에서는 세균이나 바이러스 등 병원체의 감염으로부터 몸을 보호하는 역할도 한다. 호흡기는 외계에 접해 있고 항상 공기가 출입하기 때문에 병원체에게는 절호의 침입구이다. 그래서 호흡기에는 침입하는 외적을 배제하는 구조가 몇 가지 갖춰져 있다(P.20, 22 참조).

비강(P.28 참조)에는 후각을 감지하는 감각기가 있다. 후각은 음식의 맛이나 기억과도 깊이 관여하는 중요한 감각이다. 또한 후두(P.32 참조)에 있는 성대는 구강이나 혀 등과 함께 발성을 담당한다.

혈액은 심장으로 돌아온 후 반드시 폐를 지난다. 그 때문에 폐에는 혈액 속에 있는 작은 혈전을 녹이거나 어떤 종류의 생리활성물질을 활성화하거나 불활성화하는 기능도 갖춰져 있다.

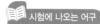
시험에 나오는 어구

산염기평형

몸의 pH를 유지하려는 구조를 말한다. 혈액의 완충계, 호흡을 통한 조절, 신장에서의 조절이 있다.

키워드

후각

냄새를 감지하는 것이나 그 기능을 말한다. 비강의 천장 부분에 있는 후상피로 냄새 물질을 감지하면 그 정보가 후각구에서 대뇌변연계를 거쳐 후각 영역에 전해진다.

생리활성물질

극히 미량으로 생체에 작용을 발휘하는 물질을 통틀어 이른다. 호르몬, 신경전달물질, 사이토카인 등을 말한다.

감염을 막고 몸의 pH를 조절하는 역할

호흡기는 호흡(환기와 외호흡)을 담당하는 장기 · 기관이지만, 감염을 막고 몸의 pH를 조절하는 등 폐에 흘러들어오는 혈액에 작용하는 역할도 한다.

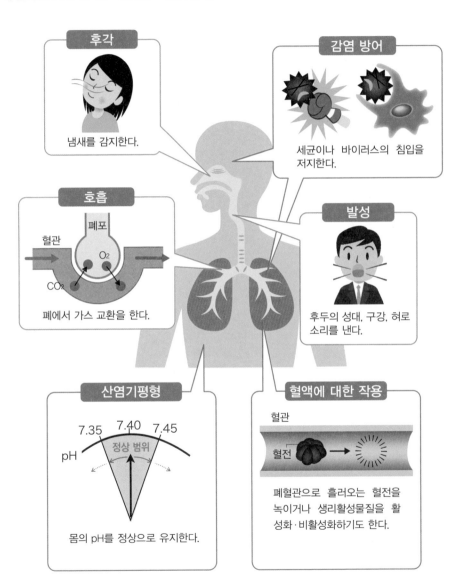

후각

냄새를 감지한다.

감염 방어

세균이나 바이러스의 침입을 저지한다.

호흡

혈관

폐포

O_2

CO_2

폐에서 가스 교환을 한다.

발성

후두의 성대, 구강, 혀로 소리를 낸다.

산염기평형

7.35 7.40 7.45

정상 범위

pH

몸의 pH를 정상으로 유지한다.

혈액에 대한 작용

혈관

혈전

폐혈관으로 흘러오는 혈전을 녹이거나 생리활성물질을 활성화 · 비활성화하기도 한다.

가스 분압과 가스 교환

- 가스 분압은 혼합가스 속에서 한 가스에 의해 생기는 압력을 말한다.
- 대기나 폐포 내, 혈중 산소와 이산화탄소의 분압이 중요하다.
- 가스 교환은 확산에 의해 이뤄지며 에너지는 필요 없다.

혼합가스 속에서 한 가스에 의해 생기는 압력이 분압

호흡의 기능을 이해하려면 가스 분압(분압)을 이해할 필요가 있다. 분압은 몇몇 가스가 섞여 있는 기체가 있을 때 한 가스에 의해 발생하는 압력을 말한다. 만일, 용기 안에 A와 B라는 두 가스가 2:3의 비율로 섞인 기체가 들어 있고 전체 압력이 100이었을 때 가스 A의 분압은 40이고 가스 B의 분압은 60이다(다음 페이지 위 그림 참조). 혈액 등의 액체에 포함된 가스의 경우도 이와 같은 방식으로 분압을 생각할 수 있다. 호흡을 하는 데는 산소와 이산화탄소의 분압이 중요하다. 대기 중에서 산소는 약 21%, 이산화탄소는 0.04%를 차지하므로 각 분압은 대기압 760Torr인데 반해, 산소는 약 160Torr이고 이산화탄소는 약 0.3Torr이다(대기가 건조하다고 가정했을 때). 이들 분압은 폐에 들어갔을 때와 혈액에 흡수됐을 때가 다르고 온몸을 순환해 내호흡을 한 후도 달라진다(P.64, 66 참조).

농도가 짙은 쪽에서 옅은 쪽으로 물질이 이동한다

외호흡과 내호흡에서 하는 산소와 이산화탄소의 가스 교환은 확산이라는 현상에 의해 이뤄진다. 확산은 어떤 물질의 분압(농도)에 차이가 있는 기체나 액체가 맞닿아 있을 때 양쪽의 분압(농도)이 같도록 분압이 높은 쪽에서 낮은 쪽으로 물질이 이동하는 것을 말한다. 이때 양측의 분압 차이를 압력차(pressure gradient, 압력 기울기)라고 한다(P.64 참조). 확산은 압력차에 의해 일어나는 현상으로 펌프와 같은 장치로 물질을 보내는 것이 아니기 때문에 에너지가 필요하지 않다.

시험에 나오는 어구

분압

여러 가스가 섞인 가스 속에서 한 가스에 의해 발생하는 압력을 말한다.

확산

분압이나 농도가 다른 가스나 액체가 맞닿아 있을 때 농도가 높은 쪽에서 낮은 쪽으로 물질이 이동하는 현상을 말한다. 농도나 압력차에 따라 이동하므로 에너지가 필요 없다.

키워드

Torr

압력의 단위를 말한다. '토르'라고 읽는다. 혈압의 단위로 사용되는 mmHg와 같다(1Torr=1mmHg)라고 생각해도 된다.

메모

대기 중의 산소 분압

대기 중에는 수증기가 존재하므로 대기 중 산소 등의 분압은 본문 속에 있는 것보다 조금 낮다.

가스 분압(분압)

여러 가스가 섞여 있을 때 한 가스에 의해 발생하는 압력을 '분압'이라고 한다.

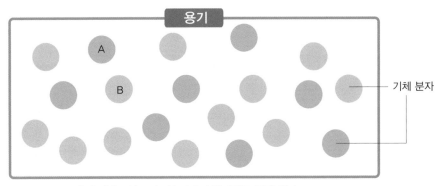

용기

기체 분자

용기 내에 A와 B의 가스가 2:3의 비율로 들어 있다.
용기 내의 압력=100 → 가스 A의 분압=40
가스 B의 분압=60

가스 교환은 확산에 의해 이뤄진다

분압이 다른 기체가 맞닿아 때 좌우 압력차에 따라 분압이 높은 쪽에서 낮은 쪽으로 물질이 이동한다. 이런 현상을 확산이라고 한다. 폐나 몸의 세포에서는 혈관 등의 벽을 사이에 두고 확산에 의해 산소와 이산화탄소의 가스 교환이 이뤄진다. 참고로, 확산하는 데는 에너지가 필요 없다.

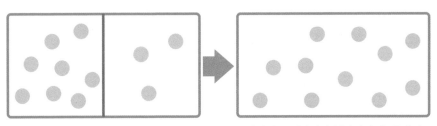

좌우에 분압(농도)이 다른 기체가 들어 있다.
좌우 압력의 차는 압력차

칸막이를 제거하면 분압이 높은 쪽에서
낮은 쪽으로 물질이 이동해 확산한다.

15

산소와 이산화탄소를 운반하는 혈액

POINT

● 산소나 이산화탄소를 운반하는 혈액은 성인의 경우 약 5*l*이다.
● 혈액은 영양소나 호르몬, 열 등도 온몸으로 운반한다.
● 혈액은 면역, 산염기평형, 지혈 등의 역할도 한다.

혈액은 성인의 경우 약 5리터이고 혈구와 혈장으로 돼 있다

혈액은 폐에서 산소를 흡입해 온몸의 세포에 전달하고 세포로부터 회수한 이산화탄소를 배출하기 위해 폐로 운반한다. 혈액은 혈관 속을 흐르는 체액으로, 체중의 약 8%를 차지한다. 체중이 60kg인 성인이라면 약 5*l*가 혈액이라고 할 수 있다. 다만, 나이와 성별, 신체 조성 등에 따라 혈액이 체중에서 차지하는 비율과 혈액량은 다르다. 혈액은 적혈구와 백혈구, 혈소판 등의 혈구와 액체 성분인 혈장으로 구성돼 있는데, 혈구가 혈액의 40~45%이고 나머지는 혈장이다. 가장 중요한 혈액의 역할은 다양한 물질을 온몸으로 운반하는 것이다. 혈액은 산소와 이산화탄소, 당질과 지질, 단백질, 비타민 등의 영양소, 호르몬 같은 물질을 적절한 곳으로 운반한다. 물질과는 다르지만 열도 운반한다. 손발이 차가울 때는 말초 혈류가 나빠서 열이 충분히 운반되지 않는 것이다.

각 혈구와 혈장은 각기 다른 일을 한다

적혈구는 산소와 이산화탄소를 운반한다. 백혈구에는 몇몇 종류가 있는데, 협동해 면역 기능을 관장한다. 혈소판은 출혈이 있는 곳에 모여 지혈을 한다.

혈장에는 다양한 물질이 녹아 있다. 예를 들어 어떤 단백질은 체액의 삼투압을 유지하고 어떤 단백질은 혈소판과 함께 지혈에 관여한다. 이산화탄소는 혈장에도 녹아 있어 말초에서 폐까지 운반되며 이산화탄소가 물에 녹아 생기는 수소이온과 중탄산이온은 혈액의 pH를 조절한다(산염기평형, P.82 참조).

시험에 나오는 어구

혈액
체액 중 혈관 내를 흐르는 것을 말한다. 40~45%의 혈구와 나머지 혈장으로 이뤄져 있다.

혈구
산소 등을 운반하는 적혈구, 면역 기능을 관장하는 백혈구, 지혈에 관여하는 혈소판이 있다.

혈장
혈액의 액체 성분. 단백질 같은 영양소, 이산화탄소와 각종 이온, 호르몬 등이 녹아 있다.

키워드

면역 기능
세균이나 바이러스 등의 감염으로부터 몸을 지키는 구조를 말한다. 주로 백혈구가 담당한다.

삼투압
농도가 다른 용액이 반투막(물 등 작은 분자만 통과하는 막)을 사이에 두고 있으면 농도가 낮은 쪽에서 높은 쪽으로 물의 침투가 일어난다. 이때 양쪽의 압력 차를 '삼투압'이라고 한다.

혈액의 성분

혈액은 40~45%의 혈구와 나머지 혈장으로 이뤄져 있다. 혈구에는 산소 등을 운반하는 적혈구, 면역을 관장하는 백혈구, 혈액의 응고 작용에 관여하는 혈소판이 있다. 혈장에는 다양한 물질이 녹아 있다.

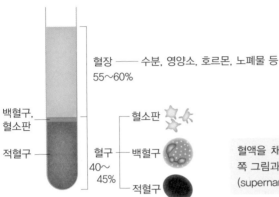

혈장 —— 수분, 영양소, 호르몬, 노폐물 등
55~60%

백혈구,
혈소판

적혈구

혈구 —— 혈소판
40~
45%

백혈구

적혈구

혈액을 채취해 원심분리기에 돌리면 왼쪽 그림과 같이 혈구가 가라앉고 상청액 (supernant)에 혈장이 나뉜다.

혈액의 역할

혈액은 산소와 영양소 등을 온몸으로 운반할 뿐만 아니라 몸의 pH 조절과 면역, 지혈 등의 역할을 한다.

물질의 운반

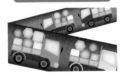

산소나 이산화탄소, 영양소, 호르몬, 열 등을 온몸으로 나른다.

산염기평형

7.35 7.40 7.45
pH   정상 범위

몸의 pH를 약알칼리성으로 유지한다.

면역 기능

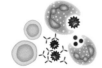

백혈구가 세균이나 바이러스 등을 제거한다.

지혈

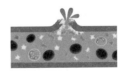

혈소판이나 혈장 속 단백질 등이 출혈을 멈추게 한다.

호흡에 필요한 혈액순환

POINT
● 호흡 기능에는 심장과 혈관에 의한 혈액순환이 필요하다.
● 체순환은 좌심실에서 온몸을 돌아 우심방으로 돌아오는 순환이다.
● 폐순환은 우심실에서 폐를 지나 좌심방으로 돌아오는 순환이다.

산소 등을 운반하는 혈류를 만드는 것이 순환기의 역할

폐에서 산소를 흡입한 혈액은 온몸의 세포에 운반하고 온몸의 세포로부터 이산화탄소를 회수한 혈액은 폐로 운반된다. 이를 위한 혈액순환을 담당하는 것이 순환기의 심장과 혈관이다(P.52 참조).

사람의 혈액순환을 그림으로 나타내면 다음 페이지와 같이 심장을 중심으로 '8자' 모양 같은 경로로 돼 있다는 것을 알 수 있다. 심장의 좌심실에서 대동맥으로 나온 혈액은 차례로 갈라져 온몸으로 향하는 동맥을 흐르며 몸의 조직에 그물코 모양으로 둘러 있는 모세혈관을 지나면서 세포에 산소를 제공하고 세포로부터 이산화탄소를 회수한다. 그리고 정맥에 들어가 차례차례 합류하고 최종적으로 심장의 우심방으로 돌아온다. 이 경로를 체순환이라고 한다. 심장의 우심방으로 돌아온 혈액은 우심실에서 폐동맥으로 나와 좌우 어느 쪽의 폐를 지나며 산소를 흡입하고 이산화탄소를 배출한 후 좌심방으로 돌아온다. 이 경로를 폐순환이라고 한다.

폐동맥과 폐정맥으로 흐르는 혈액

좌심실에서 체순환으로 나가는 혈액은 뇌로 가는 것이 있는가 하면, 발가락을 돌아오는 것도 있어 행선지와 돌아올 때까지 걸리는 시간은 제각각 다르다. 한편 폐동맥에서 나가는 혈액은 반드시 폐를 지나 가스 교환을 한다. 일반적으로 '○○동맥'이라는 이름의 혈관에는 산소가 풍부한 동맥혈이 흐르고 '○○정맥'이라는 이름의 혈관에는 산소가 적은 정맥혈이 흐르는데 폐동맥과 폐정맥은 이와 반대로 폐동맥에는 정맥혈, 폐정맥에는 동맥혈이 흐른다.

시험에 나오는 어구

체순환
좌심실에서 대동맥으로 나와 온몸을 돌아 우심방으로 돌아오는 경로를 말한다. '대순환'이라고도 한다.
온몸에 산소를 제공하고 이산화탄소를 회수한다.

폐순환
우심실에서 폐동맥으로 나와 폐를 지나 좌심방으로 돌아오는 경로를 말한다. '소순환'이라고도 한다. 폐에서 산소를 흡입하고 이산화탄소를 배출한다.

메모

동맥혈, 정맥혈
산소를 많이 함유한 혈액을 '동맥혈', 세포에 산소를 제공한 후 산소가 적어진 혈액을 '정맥혈'이라고 한다. 보통 장기로 들어가는 혈관을 동맥, 장기에서 나오는 혈관을 정맥이라고 하는데 동맥에는 동맥혈, 정맥에는 정맥혈이 흐른다.

온몸의 순환 모식도

호흡의 기능에는 온몸에 혈액순환을 만드는 순환기의 역할이 필요하다. 사람의 혈액순환은 심장의 좌심실→온몸의 조직세포→심장의 우심방이라는 경로의 체순환 그리고 심장의 우심실→폐→심장의 좌심방이라는 경로의 폐순환으로 이뤄진다. 모든 혈액은 온몸을 한 번 순환하는 동안 반드시 폐를 통과한다.

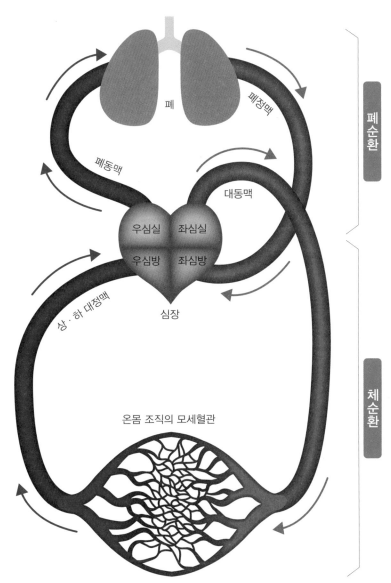

폐

폐정맥

폐동맥

대동맥

폐순환

우심실   좌심실

우심방   좌심방

상 · 하 대정맥

심장

체순환

온몸 조직의 모세혈관

호흡기 감염 예방 1: 물리적으로 배제한다

POINT

● 코털이 먼지와 같은 큰 이물질을 확인한다.
● 작은 이물질은 점막의 점액이나 섬모가 잡아 제거한다.
● 코나 목의 이물질은 재채기나 기침을 통해 제거한다.

코털이나 점막의 점액과 섬모가 이물질을 잡아낸다

호흡기는 외계와 접해 있다. 항상 공기의 출입이 있는 데다 개방
돼 있어 먼지 등 이물질이나 세균·바이러스 등 외적의 침입구라 할
수 있다. 그래서 호흡기에는 이물질의 침입을 막고 배제하는 기능이
갖춰져 있다.

호흡기 입구가 되는 콧구멍에 나 있는 코털은 먼지 등 비교적 큰 이
물질을 걸러 안쪽으로 침투하는 것을 저지한다. 그곳을 돌파한 이물
질은 비강 점막에 있는 술잔세포(배상 세포)에서 나오는 점액이나 섬
모원주상피세포의 표면에 나 있는 섬모가 잡는다. 섬모는 항상 움직
이고 있다가 포착한 이물질을 비강 쪽으로 내보낸다. 비강 안쪽의 인
두와 후두, 기관·기관지 점막에도 점액과 섬모가 있어 침입해 온 이
물질을 배제한다. 또한 기관지(P.36 참조)는 차례대로 분기하므로 들
어온 이물질이 분기부 벽에 부딪혀 멈추기 쉽게 돼 있다.

재채기나 기침을 해서 제거한다

재채기(P.88 참조)나 기침(P.90 참조)도 기도에 들어간 이물질을 물
리적으로 배제하는 수단이다. 재채기는 비강에 들어간 이물질을 밖
으로 날려버리고 기침은 인두나 후두에 들어간 이물질을 배출한다.

하지만 이들 수단을 통해서도 이물질이나 외적이 폐까지 파고들
수 있다. 바이러스도 섬모의 방어를 뚫고 재빨리 점막의 세포에 침
입해 버릴 수도 있다. 그러한 이물질이나 외적에 대해서는 면역 작용
이 대항한다(P.22 참조).

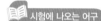 **시험에 나오는 어구**

섬모원주상피세포
비강 점막이나 기관·기관
지 점막에 늘어선 원주 모양
의 세포로, 점막 표면에 섬모
가 있다. 섬모는 항상 움직이
고 있다가 미세한 이물질을
잡아 밖으로 내보내는 역할
을 한다.

술잔세포
비강 점막이나 기관·기관
지 점막에 점재하는 세포로,
술잔처럼 생겼다. 점액을 분
비한다.

재채기
코에 이물질이 들어가거나 연
기 등에 의해 자극을 받으면
재채기가 나온다. 날숨이 세
차게 나와 이물질을 날려버리
는 것이다.

기침
인두나 후두 등이 이물질이나
연기 등으로 자극을 받으면
나오는 것으로, 이물질을 밖
으로 배출하는 역할을 한다.

 키워드

섬모
점막 상피세포 표면에 있는
가는 돌기 같은 것을 말한다.
가늘어서 '섬모(가는 털)'라고
부르지만, 모발처럼 털이 나
있는 것은 아니다.

이물질은 점막의 점액이나 섬모로 잡는다

콧구멍으로 들어오는 먼지 등 이물질은 우선 코털이 걸러 차단한다. 안쪽으로 침입한 이물질은 기도 점막의 점액이나 섬모에서 걸러 섬모가 밖으로 내보내 제거한다.

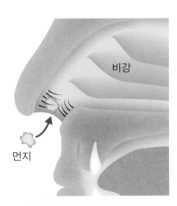

코털이 먼지와 같은 이물질을 막는다.

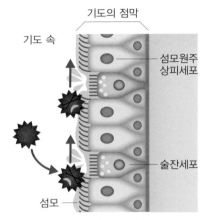

인두·후두, 기관·기관지 점막에 있는 점액이나 섬모가 이물질을 잡아 외부로 내보낸다.

재채기나 기침을 해서 제거한다

비강에 들어간 이물질은 재채기를 통해 날려 보내고 인두나 후두 등에 들어간 이물질은 기침을 통해 배출한다.

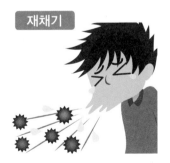

재채기

비강에 이물질이나 연기 등이 들어가면 자극을 받아 재채기가 나온다. 재채기를 해서 이물질 등을 날려버리는 것이다.

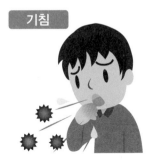

기침

인두나 후두에 이물질이나 연기 등이 들어가면 자극을 받아 기침이 나온다. 기침을 해서 이물질을 배출하는 것이다.

21

호흡기 감염 예방 2: 면역 체계

POINT

- 호흡기에는 목과 폐포에 면역 체계가 있다.
- 목을 에워싸듯 붙어 있는 편도가 외적의 침입을 막는다.
- 폐포 내에 있는 폐포 대식세포가 이물질을 탐식한다.

목을 에워싼 면역 장치가 외적을 차단한다

면역은 몸에 침입하는 세균이나 바이러스 같은 외적을 제거해 몸을 지키는 작용을 말하는 것으로, 그 중심 역할을 담당하는 것이 백혈구이다. 백혈구에는 호중구, 호산구, 호염기구, 림프구, 단핵구의 5종류가 있다. 그리고 림프구에는 헬퍼 T세포, 킬러 T세포, B세포, NK세포 등이 있다. 단핵구는 혈액 속에서는 둥근 모양이나 필요에 따라 대식세포나 수지상세포라고 하는 세포로 분화돼 역할을 한다.

호흡기의 면역 기능은 주로 인두와 폐포(P.42 참조)에 갖춰져 있다. 인두에는 편도라고 불리는 면역 기능을 하는 장치가 있다. 편도는 구멍 안에 림프구 덩어리가 늘어선 것 같은 조직을 말한다. 인두에는 인두편도, 구개편도, 설편도, 이관편도가 있는데, 이들이 인두를 둘러싸듯이 붙어 이물질이나 외적의 침투를 막는다. 이 편도가 고리 모양으로 늘어서 있는 곳은 발다이어 편도 고리(Waldeyer's ring)라고 한다.

폐포에 있는 청소부, 폐포 대식세포

폐포(허파꽈리)에는 폐포 대식세포라고 불리는 백혈구가 있다. 대식세포는 단핵구가 분화된 세포로, 쭈글쭈글한 팔 같은 것을 뻗어 폐포까지 침투한 이물질과 외적을 잡아 와그작와그작 먹어 치운다. 이렇게 이물질이나 외적을 끌어들여 죽이는 작용을 탐식이라고 한다. 폐포 대식세포는 식욕이 왕성한 탐식세포로 폐포를 깨끗한 상태로 유지하는 청소부라고 할 수 있다.

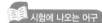

시험에 나오는 어구

편도
구멍 안에 림프구 덩어리(림프소절)가 여럿 늘어선 조직을 말한다. 면역 기능을 담당한다.

발다이어 편도 고리
인두편도, 구개편도, 설편도, 이관편도가 인두를 둘러 고리 모양으로 붙어 있는 곳을 말한다.

폐포 대식세포
폐포 내 또는 폐포 바깥쪽에 있는 대식세포를 말한다. 즉 이는 백혈구 단핵구가 분화된 것이다. 먼지 같은 이물질을 끌어들여 처리하는 탐식 작용을 한다.

키워드

탐식
세포가 이물질 세균 등을 끌어들여 먹어 치우는 작용을 말한다. 대식세포 외에 백혈구의 일종인 호중구나 수지상세포도 탐식 작용을 한다.

인두를 면역 조직이 둘러싸고 있다

인두에는 비강이나 구강에서 안쪽으로 이물질이나 외적이 침입하지 않도록 하는 면역 조직인 편도가 있다. 편도는 고리 모양으로 인두를 둘러싸고 있는데, 이를 발다이어 편도 고리라고 한다.

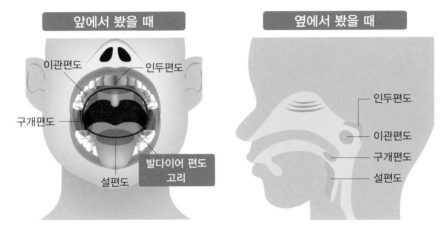

앞에서 봤을 때

이관편도
인두편도
구개편도
발다이어 편도 고리
설편도

옆에서 봤을 때

인두편도
이관편도
구개편도
설편도

인두에는 인두편도, 구개편도, 설편도, 이관편도가 고리 모양으로
늘어서서 이물질과 외적의 침입을 막는다.

폐포 대식세포가 청소한다

폐포에는 백혈구 단핵구가 분화된 대식세포가 있다. 대식세포가 하는 일은 탐식이므로 들어온 이물질이나 외적을 먹어 처리한다.

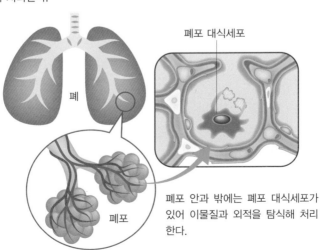

폐포 대식세포

폐

폐포

폐포 안과 밖에는 폐포 대식세포가
있어 이물질과 외적을 탐식해 처리
한다.

23

폐가 제 기능을 하지 못하는 경우의 치료

폐렴 같은 질병이나 외상으로 폐가 손상된 경우, 가벼운 손상이면 복구되기 때문에 폐의 기능이 저하되지는 않는다. 하지만 만성 염증이나 진행성 질병, 심한 외상 등으로 인해 폐 손상이 커지면 더 이상 원래대로 회복되지 않기 때문에 폐가 제 기능을 하지 못한다. 폐가 제 기능하지 않게 되면 생명의 위기를 맞을 수도 있으므로 뭔가 대신 폐의 기능을 해 줘야 한다.

심폐 수술 시에는 인공심폐기를 사용하고 심한 폐렴의 경우에는 체외막 산소 공급장치(ECMO)를 사용하기도 한다. 인공심폐기는 심장 바로 옆 정맥에서 혈액을 몸 밖으로 내보내고 기계로 산소화시켜 심장 바로 옆의 동맥으로 되돌리는 구조로 이뤄져 있다. 체외막 산소 공급장치는 수술로 가슴을 여는 것이 아니라 일반적으로 허벅지 굵은 정맥에 관을 넣어 혈액을 몸 밖으로 내보내고 기계로 산소화시킨 혈액을 허벅지 동맥으로 되돌린다. 이러한 기계는 어디까지나 수술 중이나 호흡부전 상태를 벗어날 때까지만 사용되는 것일 뿐, 장착한 채 생활할 수 있는 것은 아니다. 폐가 제 기능을 하지 못하게 된 사람의 생명을 구하고 생활할 수 있도록 하기 위해서는 폐 이식을 하는 수밖에 없다.

폐 이식에는 환자의 폐를 제거한 후 뇌사한 기증자의 폐를 이식하는 뇌사 폐 이식과 건강한 가족에게서 폐의 일부를 제공받는 생체 폐 이식이 있다. 일본이식학회와 일본장기이식 네트워크의 데이터에 따르면, 일본에서 폐 이식을 하는 사례는 뇌사 폐 이식과 생체 폐 이식을 합쳐 800건 정도라고 한다. 이식 건수는 미국이나 유럽에는 미치지 못하지만, 5년·10년 생존율은 국제 수준 이상인 것이다.

현재 가장 기대를 모으고 있는 것은 교토대학 야마나카 신야 교수가 만든 iPS 세포(유도만능 줄기세포) 등을 사용한 재생 의료이다. iPS 세포는 사람의 세포를 뭐든 가능한 세포로 초기화한 것이다. iPS 세포를 사용해 폐를 만든다면 망가진 폐와 교체할 수 있을지도 모른다. 폐 조직은 단순한 세포 덩어리가 아니기 때문에 간단하지 않고 암화하기 쉽다는 문제도 있지만, 쥐를 이용해 폐에 세포를 이식하거나 그 세포의 생착이나 분화를 꾀하는 연구가 진행되고 있다.

제2장

호흡기의 구조

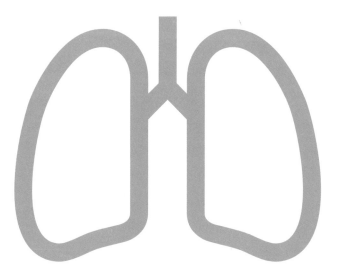

호흡기의 전반적인 모습

POINT

- 호흡기는 환기와 외호흡에 관여하는 기관이나 장기이다.
- 호흡기의 기관·기관지와 폐는 흉곽 안에 자리하고 있다.
- 폐 밑에 있는 횡격막이나 갈비뼈에 붙은 늑간근이 호흡 운동을 한다.

기도와 폐와 그 주위가 호흡기에 해당한다

호흡기란, 호흡의 기능 중 환기와 외호흡을 하는 기관이나 장기를 가리키며 그 중심에는 코, 인두와 후두, 기관·기관지, 폐가 있다. 하지만 폐 자체는 자력으로 확장하거나 수축할 수 없으므로 호흡 운동을 하는 호흡근이나 폐를 감싸는 흉막 등도 호흡기에 포함된다. 호흡기는 좌우 합쳐 24개의 늑골과 12개의 흉추, 흉골로 이뤄진 흉곽(P.44 참조) 안에 자리하고 있다.

호흡기 중 공기의 통로가 되는 부분을 기도라고 한다. 그 입구가 코(P.28 참조)인데, 그 안쪽의 인두(P.30 참조)와 후두(P.32 참조)까지를 상기도라고 한다. 그리고 후두로 이어지는 기관과 기관지(P.34·36 참조)를 하기도라고 한다.

폐와 심장을 연결하는 혈관이나 폐의 림프계도 중요하다

폐(P.44 참조)는 가슴 좌우에 있으며 그 가운데에는 심장이 위치하고 있다. 폐는 이중으로 된 흉막(P.44 참조)으로 덮여 있다.

폐 밑에 있는 횡격막(P.46 참조)은 숨을 들이쉬고 내쉬는 운동을 하는 가장 중요한 호흡근이다. 횡격막은 체강을 흉강과 복강으로 나누는 근육성의 막이다. 호흡 운동에는 횡격막 외에 갈비뼈 사이에 붙어 있는 외·내늑간근과 흉곽 상부에 붙어 있는 목근군, 복근도 관여한다(P.48 참조).

심장과 폐는 폐순환(P.18 참조)을 위한 굵은 혈관(P.50 참조)로 연결돼 있고 폐 주위에는 림프간과 림프절(P.54 참조)이 발달해 있다.

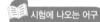
시험에 나오는 어구

호흡기
호흡에 관여하는 기관이나 장기. 코, 인두, 후두, 기관·기관지, 폐 외에 흉막과 횡격막 등이 포함된다.

기도
공기가 통하는 부분을 말한다. 코에서 인두, 후두까지를 '상기도', 기관과 기관지를 '하기도'라고 한다.

호흡근
호흡 중 환기를 할 때 작용하는 근육을 말한다. 횡격막, 늑간근 외에 목 근육과 복근이 있다.

키워드

호흡 운동
숨을 들이쉬고 내쉬는 운동을 말한다. 폐 자체는 자력으로 확장·수축을 할 수 없으므로 호흡 운동으로 흉곽의 용적을 변화시킴으로써 숨을 들이쉬거나 내쉰다.

흉추
척추를 구성하는 추골 중 흉부에 있는 12개의 뼈. 흉골 1개에 좌우 1쌍의 갈비뼈가 붙어 있다.

흉골
가슴 앞에 있는 평평한 가늘고 긴 뼈를 말한다. 상부에서부터 흉골병, 흉골체, 검상돌기의 각 부분으로 이뤄진다.

호흡기에 관여하는 기관이나 장기

코, 인두, 후두, 기관·기관지, 폐 등 호흡에 관여하는 기관이나 장기를 말한다. 폐를 감싸는 흉막, 횡격막과 늑간근 같은 호흡근도 호흡에 중요한 역할을 하며 넓은 의미에서 호흡기에 포함된다.

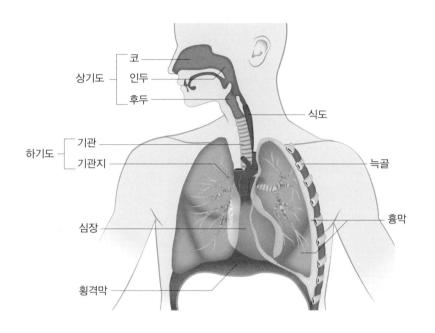

호흡기는 흉강에 있다

체간 속 공간을 체강이라고 하며 횡격막에 의해 그 위 흉강과 아래 복강으로 나뉜다. 호흡기는 흉강에 있는데 복강에 관여하는 장기는 없다.

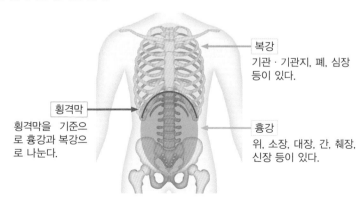

27

상기도 1: 코·비강

- 코는 호흡기의 입구이다.
- 코털과 점막의 점액, 섬모가 이물질의 침입을 막는다.
- 비강 천장 부분에 냄새를 감지하는 후각상피가 있다.

콧구멍에서 콧속까지의 구조

콧구멍을 비공이라고 하며 그중 코털이 나 있는 부분을 비전정이라고 한다. 그 안쪽의 막다른 곳까지 뻗어 있는, 천장이 높은 공간을 비강, 좌우 비강을 가르는 벽을 비중격이라고 한다. 비강은 손가락으로 후벼 파는 범위보다 훨씬 깊다. 비강 좌우 벽에는 상비갑개, 중비갑개, 하비갑개가 튀어나와 있다. 이것들은 커튼처럼 하늘하늘한 것이 아니라 안에 뼈가 있는 단단한 구조물이다.

비강의 내면은 점막으로 덮여 있고 여기에 늘어선 술잔세포(P.20 참조)에서 분비되는 점액으로 항상 촉촉하다. 그리고 점막에는 섬모원주상피세포(P.20 참조)가 나란히 있고 그 표면에 빽빽이 붙어 있는 섬모가 점액에 걸린 먼지 등 이물질을 밖으로 내보낸다.

비강 점막은 혈관이 풍부하고 비강 안쪽(중심쪽) 벽에는 특히 혈관이 많은 곳이 있다. 이곳을 키젤바흐 부위라고 하는데, 일상적인 코 출혈의 대부분은 코를 후벼서 이 부위가 손상된 데 따른 것이다.

비강에는 냄새를 감지하는 감각기가 있다

비강 천장에는 손가락 제1관절 정도 넓이의 후상피가 있고 냄새 정보를 감지해 전달하는 후각세포가 줄지어 있다. 후각세포가 포착한 냄새 정보는 비강 천장을 만드는 사골(코 안의 천장에 있는 뼈)을 뚫고 주행하는 신경섬유에 의해 두개골 안에 있는 후각으로 들어간다. 후각은 정동이나 기억을 관장하는, 대뇌변연계라고 불리는 부위의 일부이기 때문에 냄새로 기분이 변하거나 오래된 기억이 되살아날 수 있다.

시험에 나오는 어구

비강
콧속 공간을 말한다. 비중격으로 좌우로 나뉜다. 내면은 점막으로 덮여 있다. 바깥쪽 벽에서 상, 중, 하비갑개가 밀려 나와 있다.

상비갑개, 중비갑개, 하비갑개
비강 바깥쪽 벽에서 밀려 나와 있는 지붕 같은 구조. 안에 뼈가 있어서 딱딱하다. 비갑개에 의해 비강은 상비도, 중비도, 하비도로 나눌 수 있다.

후상피
비강 천장에 있는 후각세포가 늘어선 부분을 말한다. 손가락 끝 만한 넓이가 있다. 냄새 정보를 감지해 뇌에 전달한다.

키워드

대뇌변연계
대뇌 중심 근처 일대를 말하는 것으로, 순환이나 호흡 등 자율신경계 조절, 기억에 관여한다. 후각을 전달하는 후각은 그 일부이다.

메모

맛의 대부분은 후각?
음식의 맛은 혀로 느끼는 미각이 중요하다고 생각하기 쉽지만, 후각이 대부분을 차지한다.

비강의 구조

콧속 공간을 비강이라고 한다. 좌우 벽에서는 상비갑개, 중비갑개, 하비갑개가 밀려 나와 있다. 좌우 비강을 가르는 비중격에는 혈관이 상당히 많은 부위(키젤바흐 부위)가 있다.

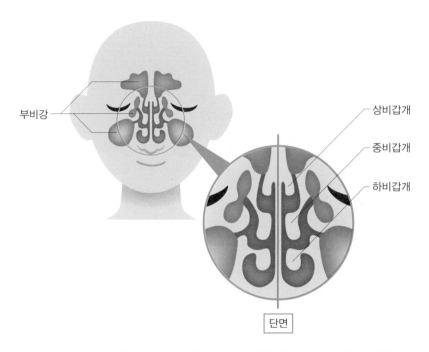

부비강

상비갑개

중비갑개

하비갑개

단면

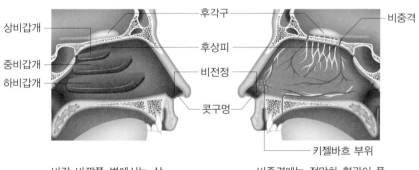

바깥쪽 벽을 본 모습

상비갑개
중비갑개
하비갑개

후각구
후상피
비전정
콧구멍

안쪽 벽을 본 모습

비중격

키젤바흐 부위

비강 바깥쪽 벽에서는 상비갑개, 중비갑개, 하비갑개가 밀려 나와 있다.

비중격에는 점막하 혈관이 풍부한 키젤바흐 부위가 있다.

상기도 2: 인두

- 비강 안쪽에서 기관이나 식도로 이어지는 부분을 인두라고 한다.
- 인두는 인두 비부, 인두구부, 인두후두부로 나뉜다.
- 코에서 나오는 공기와 입에서 나오는 음식의 경로가 인두에서 교차한다.

코와 입은 인두를 통해 연결돼 있다

비강 안쪽은 인두로 이어져 있다. 인두는 비강의 막다른 부분인 인두 비부(상인두), 입 안쪽의 인두 구부(중인두), 후두 뒤쪽에서 식도로 이어지는 인두 후두부(하인두), 각 부분으로 나눌 수 있다. 이렇게 코와 입은 인두로 연결돼 있어 입으로도 호흡을 할 수 있다.

인두 비부와 인두 구부에는 림프조직의 편도가 에워싸듯 붙어 있고(발다이어 편도 고리, P.22 참조), 여기부터 안쪽으로 세균이나 바이러스 등 외적이 침투하는 것을 막는 방벽이 만들어져 있다.

또한 인두 비부 바깥쪽 벽에는 중이에서 통하는 이관이 열리는 이관인두구가 있다. 비행기 안에서 귀가 먹먹할 때 코를 잡고 배에 힘을 줘 이관에서 공기를 내보내면 괜찮아지는 이유는 인두와 중이가 이관을 통해 연결돼 있기 때문이다.

공기는 뒤에서 앞으로, 음식물은 앞에서 뒤로

인두는 코를 통해 들어온 공기와 입을 통해 들어온 음식물이 지나는 길이지만, 각 경로는 인두에서 교차하게 된다. 코를 통해 들어온 공기가 식도와 위로 들어가도 트림으로 배출할 수 있지만, 음식물이 기관에 들어가 버리면 질식 등의 문제가 생긴다. 그래서 인두에는 공기는 기관으로 흐르고 음식물은 식도로 흐르는 구조가 갖춰져 있다. 보통 호흡을 할 때는 인두 비부에서 후두까지의 경로가 열려 있지만, 물건을 삼킬 때는 인두 비부나 후두가 막혀 음식물이 기관에 들어가지 않고 식도로 흘러 들어가게 돼 있다(자세한 내용은 P.32 참조).

시험에 나오는 어구

인두
코와 입 안쪽에서 후두나 식도로 이어지는 부분. 인두 비부, 인두 구부, 인두 후두부로 나눌 수 있다.

키워드

코를 잡고 이관에서 공기를 내보내는 방법
중이의 압력이 급격히 변화해 귀가 먹먹해지고 귀를 찌르는 듯한 통증이 생겼을 때, 코를 잡고 이관에서 공기를 내보낸다. 그러면 이관에 압력이 가해져 열리고 중이의 압력이 바깥과 같아진다.

메모

인(咽)과 후(喉)
목을 가리키는 한자로는 인(咽)과 후(喉)가 있다. 일반적으로는 엄밀하게 구별되지 않지만 해부학적으로는 다른 부위를 가리킨다.

인두의 구조

코안에서 후두나 식도로 이어지는 부분을 인두라고 한다. 인두는 인두 비부, 인두구부, 인두후두부로 나눌 수 있다. 인두 비부에는 중이와 인두를 연결하는 이관이 입을 벌린다.

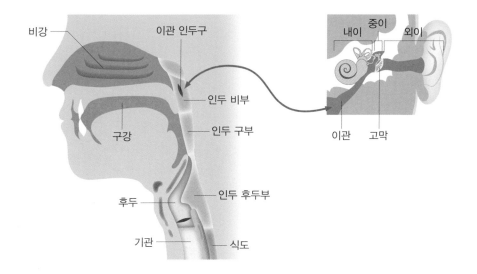

인두에는 공기도 음식도 통한다

공기가 코를 통해 들어가면 뒤쪽 인두에서 앞쪽 후두, 기관으로 들어간다. 음식물은 입을 통해 들어가 인두를 지나 뒤쪽 식도로 들어간다. 즉, 공기와 음식물이 지나는 경로가 인두에서 교차한다.

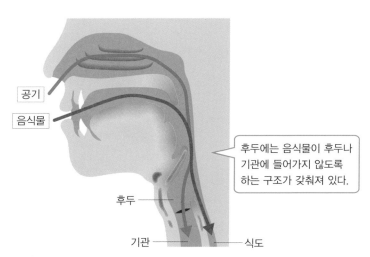

후두에는 음식물이 후두나 기관에 들어가지 않도록 하는 구조가 갖춰져 있다.

상기도 3: 후두, 성대

- 인두에 이어 기관으로 이어지는 부분을 후두라고 한다.
- 후두의 후두개가 음식물이 기관으로 들어가는 것을 막는다.
- 후두의 성대에서 내는 소리를 입이나 혀 등으로 조절해 말로 한다.

음식물을 삼킬 때 후두개가 기관을 덮는다

인두 후두부의 앞 기관으로 이어지는 부분을 후두라고 한다. 후두는 삼킨 음식물이 기관에 들어가지 않도록 후두개라고 하는 덮개 역할과 발성 역할을 한다.

후두개는 후두 입구에 붙어 있다. 후두개는 주름처럼 부드러운 편이 아니라 안에 연골이 있어 견고한 편이다. 전방이 고정돼 있고 호흡할 때는 후방이 들린 상태가 된다. 음식물을 삼킬(연하) 때는 먼저 연구개가 들리고 비강이 막히고 혀가 들려 구강이 막힌다(다음 페이지 아래 그림). 그리고 주변에 붙어 있는 근육의 작용으로 갑상 연골이 들리는데, 그에 당겨지듯 후두개가 뒤쪽으로 넘어지면서 후두에 있는 뚜껑을 덮는다. 목을 만지면서 음식물을 삼켜보면 갑상 연골이 올라오는 것을 알 수 있다.

성대가 떨려 나오는 소리가 말이나 노래가 된다

후두 속 좌우의 벽에는 전정 주름(위)과 성대 주름(아래)이라고 하는 2쌍의 주름이 붙어 있다. 이것을 성대라고 하며 주름에 의해 만들어진 가운데 틈을 성문이라고 한다. 우리의 목소리는 성문을 지나는 공기의 흐름으로 성대가 떨림으로써 만들어진다. 평상시 호흡을 할 때 주름이 느슨해져 있고 성문은 열려 있다. 소리를 내려고 할 때는 주름을 긴장시켜 성문을 닫는다. 그 상태에서 숨을 내쉬면 성대가 떨려서 소리가 나는데 그 소리를 입이나 혀 등으로 조절해 말이나 노래로 만드는 것이다.

시험에 나오는 어구

후두
인두 후두부 앞쪽의 기관에 이어지는 부분을 말한다. 후두와 성문이 있다.

후두개(후두덮개)
후두 입구에 자리한 기관으로, 음식물을 삼킬 때 음식물이 기관에 들어가지 않도록 후두에 뚜껑을 닫는 부분을 말한다.

전정 주름, 성대 주름
후두 속 좌우 벽에 붙어 있는 두 쌍의 주름을 말한다. 위쪽을 전정 주름, 아래쪽을 성대 주름이라고 한다.

성문
전정 주름과 성대 주름에 의해 형성되는 틈새를 말한다.

키워드

연하
물건을 삼키는 것을 말한다.

메모

흡인성 폐렴
후두를 막아 삼킨 음식물이 후두로 들어가는 것을 막아주는 역할을 하는 후두개의 기능이 제대로 작동하지 않아 음식물이 기관에 들어가 버리는 것을 오연(잘못 삼키는 것)이라고 하며 그것이 원인이 돼 일어나는 폐렴을 흡인성 폐렴이라고 한다. 고령자에게 흔히 일어난다.

후두의 구조

인두 후두부 앞부분이 후두이며 기관으로 이어진다. 입구에 후두개가 있고 안에 전정 주름과 성대 주름이 있다.

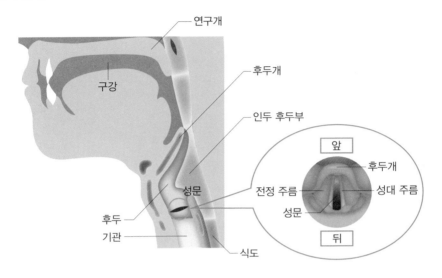

음식물을 삼킬 때 후두개가 움직이는 구조

음식물을 삼킬 때 먼저 연구개가 비강을 막고 혀가 구강을 막는다. 이어 갑상 연골이 들리고 그 움직임에 이끌려 후두개가 뒤로 넘어가면서 후두에 뚜껑을 덮는다.

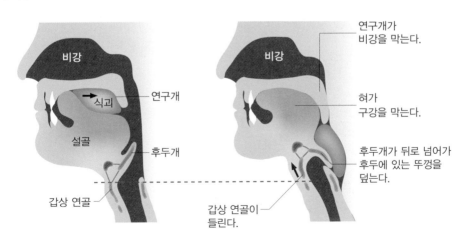

하기도 1: 기관

- 후두로 이어지는 관으로, 좌우 기관지로 나눠지기 전까지의 부분이 기관이다.
- U자형 기관 연골이 붙어 있어 기관이 찌그러지지 않는다.
- 기관 점막에도 이물질을 제거하는 점액과 섬모가 있다.

기관 연골에 의해 모양이 유지된다

후두로 이어지는 관으로, 제4~5 흉추 높이에서 좌우 기관지로 나눠지기 전까지의 부분이 기관이다. 목에서 가슴을 향해 곧장 내려가는 굵기 2~2.5cm, 길이 10cm 정도 되는 관으로, 기관 연골이라고 하는 U자형 연골이 붙어 있어 자바라 호스처럼 보인다. 기관 연골이 도중에 끊어지는 후방 부분은 평활근으로 연결돼 있고 그 뒤에 식도가 이어진다. 언제나 공기가 저항 없이 통과해야 하는 기관은 기관 연골 덕에 납작하게 찌그러지지 않는다. 이러한 구조는 기관지에도 이어져 있다.

먼지 등을 포착해 배제하는 점막

기관의 내면은 섬모원주상피세포와 점재하는 술잔세포로 이뤄진 점막으로 덮여 있다. 술잔세포는 점액을 분비해 점막 표면을 촉촉하게 하고 섬모원주상피세포 표면에 나 있는 섬모는 그곳에 있는 것을 목이나 코 쪽으로 내보내려고 항상 움직이고 있다. 따라서 점액은 항상 목이나 코 쪽으로 조금씩 흐른다. 코와 목구멍을 빠져나가 기관까지 들어온 작은 먼지 등 이물질은 점액에 달라붙어 섬모에 의해 밖으로 배출된다(P.20 참조).

시험에 나오는 어구

기관
후두로 이어지는 관으로, 좌우 기관지로 나눠지기 전까지의 곧은 부분을 말한다. 기관 연골이 붙어 있어 자바라 호스처럼 보인다.

기관 연골
기관이나 기관지에 붙어 있는 연골을 말한다. 기관에 붙어 있는 것은 U자형으로 기관 앞에서 꼭 끼이듯이 붙어 있다. 이 연골이 있어 기관이 무너지지 않는다.

키워드

식도
인두로 이어지는, 위로 음식물을 운반하는 관을 말한다. 기관의 후방을 나란히 주행한다. 식도에는 기관과 같은 연골이 없고 음식물이 통과하지 않을 때는 납작해져 있다.

---

column
기도 확보를 위한 기관 절개

심한 외상이나 무거운 호흡기 질환이 있을 때 기도를 확보할 목적으로 목을 절개해 기관에 튜브 등을 넣는 기관 절개를 하는 경우가 있다. 보통은 제2~4기관 연골을 절개하지만, 윤상 연골과 갑상 연골 사이를 절개하기도 한다. 어쨌든 기관이 목의 앞쪽에 있어 할 수 있는 조치이다. 식도 쪽이 앞에 있었다면 목을 절개하기는 어려웠을 것이다.

기관의 구조

후두로 이어지는 기관의 길이는 10cm 정도이다. 기관에는 기관 연골이 붙어 있어 찌그러지지 않는다.

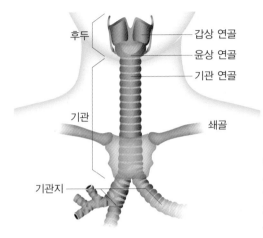

갑상 연골 정면, 약간 튀어나온 부분이 결후(목의 중간에 있는 갑상 연골의 돌기)이다. 갑상 연골 부분과 그 아래의 윤상 연골 부분이 후두이고 그 아래부터가 기관이다.

기관 연골과 점막

기관 연골은 U자형이고 뒤쪽 식도가 붙어 있는 부분은 도중에 끊겨 있다. 연골이 있는 기관은 찌그러지지 않지만, 연골이 없는 식도는 음식물이 지나가지 않을 때는 찌그러져 있다.

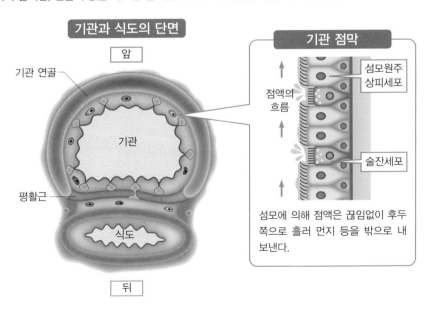

기관과 식도의 단면

앞

기관 연골

기관

평활근

식도

뒤

기관 점막

점액의 흐름

섬모원주 상피세포

술잔세포

섬모에 의해 점액은 끊임없이 후두 쪽으로 흘러 먼지 등을 밖으로 내보낸다.

하기도 2: 기관지와 그 분기

POINT
- 기관에서 갈라진 끝을 기관지라고 한다.
- 주기관지는 좌우로 분기 각도나 굵기, 길이가 다르다.
- 기관지는 두 갈래로 분기를 반복하다 가늘어져 간다.

기관에서 갈라진 곳부터가 기관지

기관에서 양쪽 폐로 갈라져서 폐의 입구까지 이르는 부분을 기관지라고 한다. 기관지는 차례로 두 갈래로 분기하면서 가늘어지다가 23회 분기한 말단에 폐포가 붙어 있다. 기관에서 두 갈래로 나뉜 부분을 주기관지라고 한다. 주기관지는 좌우로 굵기와 길이에 차이가 있는 것이 특징이다. 좌우 폐 사이에 있는 심장이 중앙보다 약간 왼쪽으로 쏠려 있고 왼쪽 주기관지는 그 심장을 피하면서 왼쪽 폐로 들어가기 때문이다. 왼쪽 주기관지는 오른쪽 주기관지에 비해 기관지로부터의 분기 각도가 크고 약간 가늘고 길다.

이윽고 연골이 없어지고 폐포가 보인다

좌우 주기관지는 폐에 들어가면 즉시 두 갈래로 나눠지고 오른쪽은 두 갈래로 나뉜 한쪽이 다시 두 갈래로 나눠져 오른쪽 3갈래, 왼쪽 2갈래의 엽기관지가 된다. 이러한 엽기관지가 지배하는 영역을 폐엽(P.40 참조)이라고 한다. 엽기관지는 분기해 구역기관지가 되며 이것들이 지배하는 지역을 구역(P.40 참조)이라고 한다. 구역기관지 정도까지는 연골이 붙어 있지만, 모양은 점차 제각각 바뀌어 간다.

여기서 더 분기해 가늘어지고 연골이 보이지 않게 된 기관지를 세기관지라고 한다. 그리고 16~17회 정도 분기하면 기관지 곳곳에 폐포를 볼 수 있게 된다. 이 폐포에서도 가스 교환이 이뤄지고 있는데 이 부분을 호흡세기관지라고 한다. 호흡세기관지는 다시 분기해 가늘어지다가 폐포관이 돼 말단 폐포로 이어진다.

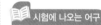
시험에 나오는 어구

주기관지
기관에서 좌우로 갈라진 기관지를 말한다. 왼쪽이 기관과의 분기 각도가 크고 가늘고 길다.

엽기관지
주기관지에서 분기된 부분으로, 폐엽(허파엽)을 지배한다.

구역기관지
엽기관지에서 분기된 부분으로, 폐의 각 구역을 지배한다.

세기관지
연골을 볼 수 없게 된 곳의 기관지를 말한다.

호흡세기관지
군데군데 폐포 조직이 붙어 있는 기관지를 말한다.

폐포관
기관지 끝에서 폐포로 이어지는 부분을 말한다.

메모

**기관지 분기는 항상
두 갈래로 분기**
기관지는 차례로 2갈래로 분기하지만, 동시에 3갈래나 4갈래로 분기하지는 않는다.

좌우 주기관지의 특징과 엽기관지

기관에서 갈라진 주기관지는 좌우 차이가 있다. 폐 사이에 있는 심장이 약간 왼쪽으로 쏠려 있고 왼쪽 주기관지는 심장을 비켜가듯이 지나기 때문에 분기 각도가 크고 가늘고 길다.

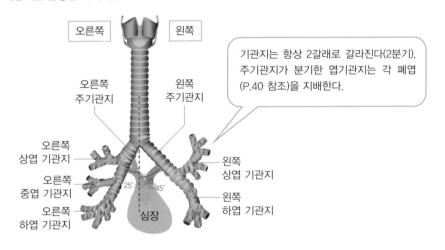

기관지는 항상 2갈래로 갈라진다(2분기).
주기관지가 분기한 엽기관지는 각 폐엽
(P.40 참조)을 지배한다.

(P.40 참조)

기관지 각부의 명칭과 특징

기관지에 붙어 있는 연골은 주기관지에서는 고리 모양이지만, 기관지가 가늘어짐에 따라 점차 모양이 불규칙해지다 결국 보이지 않게 된다. 평활근은 호흡세기관지까지의 기관지에서 볼 수 있으며 그 전방에는 없다.

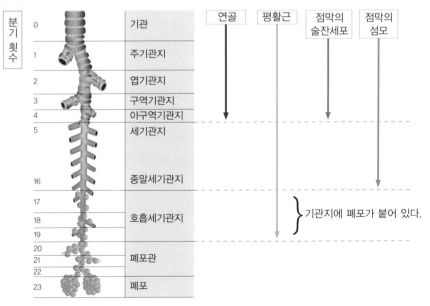

기관지에 폐포가 붙어 있다.

기관지 벽과 점막의 구조

POINT

● 기관지 점막에는 점액이나 장액을 분비하는 기관지샘이 있다.
● 호흡세기관지로 들어간 이물질은 제거하기 어렵다.
● 호흡세기관지까지의 벽에는 평활근이 있다.

점액이나 장액, 섬모는 기관지의 어디까지 있는가?

기관지 점막에는 들어온 먼지나 티끌 같은 이물질이나 세균 등의 외적을 잡아 제거하는 구조가 갖춰져 있지만(P.20 참조), 그 구조가 주기관지에서 말단까지 전부 있는 것은 아니다. 점액을 분비하는 술잔세포가 있는 것은 구역기관지 근처까지이며 세기관지부터는 볼 수 없다. 그리고 포착한 이물질을 밖으로 내보내는 섬모가 있는 것은 세기관지까지로 호흡세기관지부터는 볼 수 없게 된다. 따라서 호흡세기관지에서 끝까지 들어가 버린 이물질은 제거하기 어렵고 그 이물질이 원인이 돼 폐렴 같은 질병이 걸릴 수도 있다.

기관지 벽에는 술잔세포와는 별도로 점액이나 맑은 장액, 면역과 관련된 IgA를 분비하는 기관지샘이라고 하는 조직이 있다. 기관지샘은 점액 등을 분비하는 세포가 늘어선 우물과 같은 조직으로 점막 위에 입을 벌리고 있다. 기관지샘도 술잔세포와 마찬가지로 구역기관지 근처까지는 볼 수 있지만, 세기관지부터는 없다.

기관지 벽에는 평활근이 있다

호흡세기관지까지의 벽에는 평활근 층이 있다. 평활근은 몸을 움직이기 위한 골격근과 달리, 자신의 의지로는 움직일 수 없는 근육으로, 소화관이나 혈관 등 내장에 있는 근육이다. 현미경으로 보면 표면에 무늬가 없고 밋밋하다는 이유에서 이 이름이 붙었다. 기관지의 평활근은 자율신경의 교감신경과 부교감신경의 작용을 받아 기관지를 수축하거나 확장한다(P.78 참조).

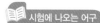 시험에 나오는 어구

기관지샘
기관지 벽에 볼 수 있는 샘 조직을 말한다. 점액과 장액, 면역 물질인 IgA 등을 분비한다. 샘암의 일부는 이 기관지샘의 유래로 알려져 있다.

 키워드

장액
점액과 달리 맑은 분비물을 말한다.

IgA
분비물 속에 보이는 면역글로불린을 말한다.

자율신경
순환이나 체온, 소화, 배설 등 생명 기능을 의지와 상관없이 조절하는 신경계를 말한다. 교감신경과 부교감신경이 있다.

기관지 벽의 구조와 특징

기관지는 분기하고 가늘어지면서 구조가 변화한다. 연골은 점차 불규칙해지다가 없어지며 술잔세포
나 기관지샘은 구역기관지까지 볼 수 있고 섬모는 세기관지, 평활근은 호흡세기관지까지 볼 수 있다.

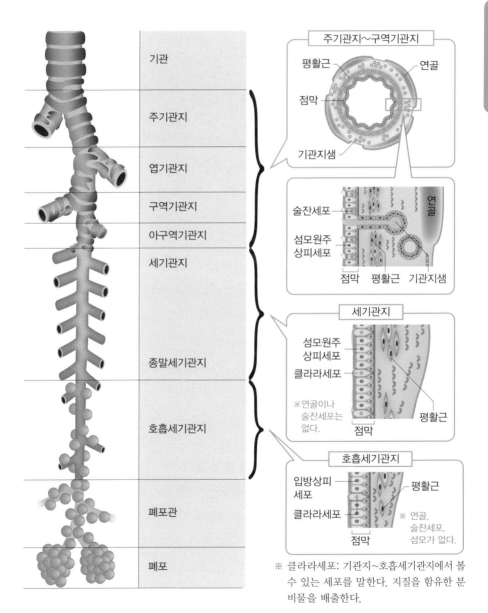

기관

주기관지

엽기관지

구역기관지

아구역기관지

세기관지

종말세기관지

호흡세기관지

폐포관

폐포

주기관지~구역기관지

평활근
연골
점막
기관지샘

술잔세포
섬모원주
상피세포
연골
점막 평활근 기관지샘

세기관지

섬모원주
상피세포
클라라세포
※연골이나
술잔세포는
없다.
평활근
점막

호흡세기관지

입방상피
세포
클라라세포
평활근
※ 연골,
술잔세포,
섬모가 없다.
점막

※ 클라라세포: 기관지~호흡세기관지에서 볼
수 있는 세포를 말한다. 지질을 함유한 분
비물을 배출한다.

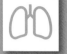

폐의 구조·폐엽·폐 구역

- 폐는 가슴 양쪽에 한 쌍이 자리하고 있다.
- 오른쪽 폐는 3개의 폐엽, 왼쪽 폐는 2개의 폐엽으로 나뉘어 있다.
- 폐엽은 몇 개의 폐 구역으로 나뉘어 있다.

폐는 좌우 모양이 다르다

폐는 흉부에 있으며 오른쪽과 왼쪽에 마주 보듯이 위치하고 있다. 상부의 뾰족한 부분을 폐첨, 하부의 평평하고 횡격막에 접하는 면을 폐저, 마주한 면에 있는 기관지나 혈관 등이 드나드는 부분을 폐문이라고 한다. 양쪽 폐의 무게는 남성이 약 1kg, 여성이 약 0.9kg이다. 폐에는 근육 조직이 없어 자력으로 확장하거나 축소할 수가 없다.

폐는 좌우의 모양이 약간 다르다. 양쪽 폐 사이에 있는 심장이 약간 왼쪽으로 쏠려 있어 왼쪽 폐는 오른쪽 폐보다 조금 작고 심장과 접한 부분에 심절흔이라는 우묵하게 들어간 곳이 있다.

폐는 5개의 폐엽(허파엽)으로 구성돼 있는데, 오른쪽 폐는 3개(우상엽, 우중엽, 우하엽), 왼쪽 폐는 2개(좌상엽, 좌하엽)의 폐엽으로 나뉘어 있다. 폐엽을 나누는 베어져 들어간 자국을 열(P.44 참조)이라고 하며 좌우 폐를 상하로 크게 나누는 사열과 오른쪽 폐의 상엽과 중엽을 나누는 수평열이 있다. 각 폐엽은 주기관지로부터 갈라진 엽기관지(P.36 참조)에 대응해 있다.

폐는 기관지 분기에 대응해 구역으로 나뉘어 있다

폐엽은 몇 개의 폐 구역으로 나눌 수 있다. 폐 구역은 엽기관지가 분기된 구역기관지에 대응해 있으며 오른쪽 폐의 우상엽은 3개, 중엽은 2개, 하엽은 5개, 왼쪽 폐의 상엽과 하엽은 각각 4개로 나뉘어 있다. 예를 들어 폐암이 특정 구역에 머물러 있으면 그 구역만 절제하는 수술을 할 수 있다. 이 경우, 호흡의 기능을 가능한 한 유지할 수 있다.

시험에 나오는 어구

폐엽
폐는 열에 따라 오른쪽 3개, 왼쪽 2개의 폐엽으로 나뉘어 있다. 폐엽은 주기관지가 분기한 엽기관지에 대응해 있다.

폐 구역
폐엽은 기관지의 분기에 대응해 여러 개의 폐 구역으로 나뉘어 있다. 폐 구역은 엽기관지가 분기된 구역기관지에 대응해 있다.

키워드

엽기관지
주기관지가 분기한 것을 말한다. 오른쪽에는 3개, 왼쪽에는 2개가 있다. 그에 대응한 부분이 폐엽이다.

구역기관지
엽기관지가 분기한 것을 말한다. 그에 대응한 폐 영역을 폐 구역이라고 한다.

메모

폐는 크기에 비해 가볍다
폐는 많은 폐포와 그 주위를 채우는 결합 조직으로 이뤄져 있다. 폐포 속에 공기가 포함돼 있으므로 간처럼 세포가 꽉 찬 장기와 비교하면 크기에 비해 가볍다.

폐의 구조와 폐엽

폐는 좌우 1쌍이 있으며 마주보듯이 위치하고 있다. 양 폐 사이에 위치한 심장이 약간 왼쪽에 있어 그만큼 왼쪽 폐가 조금 작다. 또한 폐는 열에 의해 폐엽으로 나뉘어 있다.

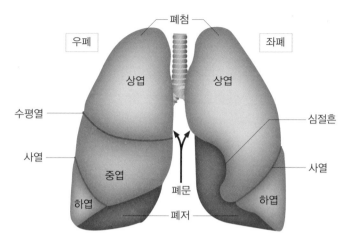

폐 구역과 기관지

각 폐엽은 엽기관지가 분기된 구역기관지에 대응해 폐 구역으로 나뉘어 있다. 오른쪽 폐에는 10개의 폐 구역, 왼쪽 폐에는 8개의 폐 구역이 있다.

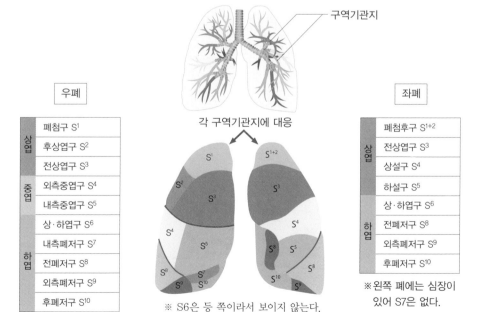

구역기관지

각 구역기관지에 대응

우폐

상엽	폐첨구 S^1
	후상엽구 S^2
	전상엽구 S^3
중엽	외측중엽구 S^4
	내측중엽구 S^5
하엽	상·하엽구 S^6
	내측폐저구 S^7
	전폐저구 S^8
	외측폐저구 S^9
	후폐저구 S^{10}

좌폐

상엽	폐첨후구 S^{1+2}
	전상엽구 S^3
	상설구 S^4
	하설구 S^5
하엽	상·하엽구 S^6
	전폐저구 S^8
	외측폐저구 S^9
	후폐저구 S^{10}

※ S6은 등 쪽이라서 보이지 않는다.

※ 왼쪽 폐에는 심장이 있어 S7은 없다.

폐소엽과 폐포의 구조

POINT
- 폐포관의 말단에는 많은 폐포가 모인 폐포낭이 붙어 있다.
- 한 세기관지에서 갈라지는 폐세엽이 한 방에 모인다.
- 폐포끼리는 폐포공으로 연결돼 있다.

한 세기관지에서 갈라지는 말단이 한 방에 모인다

호흡세기관지는 분기해 폐포관이 되고 그 말단에 여러 개의 폐포가 모여 포도송이처럼 생긴 폐포낭이 붙어 있다. 이 폐포관 말단의 한 뭉치를 폐세엽이라고 한다.

한 세기관지에서, 말단의 호흡세기관지와 그 말단에 붙어 있는 폐세엽은 한 결합조직으로 구분된 용적 $1\sim2cm^2$ 정도의 작은 방에 모인다. 이 방과 그 안에 모여 있는 호흡세기관지와 폐세엽을 폐소엽이라고 한다. 하나의 폐소엽에는 폐세엽이 200개 이상 들어 있는 것으로 알려져 있다.

많은 폐포가 폐포공으로 연결돼 포도송이 모양을 이룬다

여러 번 분기를 반복하다 기관지 말단에 붙어 있는 둥근 풍선 모양의 조직이 폐포이다. 폐포의 내면에는 평평한 Ⅰ형 폐포상피세포가 타일처럼 한 층으로 늘어서 있고 곳곳에 Ⅱ형 폐포상피세포가 끼어 있다. 바깥쪽은 기저막으로 덮여 있고 그 주위에 모세혈관이 휘감겨 있다. 폐포는 폐포공으로 옆의 폐포와 연결돼 있고 벽의 틈새는 섬유아세포와 간질로 채워져 있다.

폐포는 오그라들지 않고 항상 둥근 모양을 유지한다. 그것은 폐포 내의 Ⅱ형 폐포 상피세포가 분비하는 계면활성제가 작용하기 때문이다(P.62 참조).

폐포에는 백혈구의 일종인 폐포 대식세포(P.22 참조)가 있어 폐포까지 파고든 미세한 찌꺼기 등을 청소해 준다.

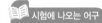
시험에 나오는 어구

폐포관
호흡세기관지가 분기된 끝부분으로, 말단에 폐포낭이 붙어 있다. 폐포 조직이 관 모양으로 연결된 것 같은 구조로 이뤄져 있다.

폐포
기관지가 여러 번 분기한 말단에 붙어 있는 둥근 풍선 모양의 조직으로, 가스 교환을 한다. 옆의 폐포와 폐포공으로 연결돼 있다.

폐포낭
많은 폐포가 연결돼 포도송이 모양의 구조를 만든 것을 말한다. 폐포관 말단에 연결돼 있다.

폐세엽
폐포관과 폐포낭을 가리킨다.

폐소엽
세기관지 1개에서 갈라지는 호흡세기관지와 폐세엽이 한데 뭉쳐 한방에 자리잡은 부분을 말한다.

폐포공
폐포와 폐포 사이에 있는 구멍을 말한다.

폐소엽, 폐세엽, 폐포낭, 폐포관과 폐포

폐포는 둥근 풍선 모양의 조직으로 옆 폐포와 폐포공으로 이어져 폐포낭을 만든다. 폐포낭은 폐포관으로 이어져 폐세엽이 된다. 폐세엽이 여러 개 호흡세기관지로 이어지고 다시 세기관지로 모인다. 한 세기관지의 말단은 1개의 방에 들어 있다(폐소엽).

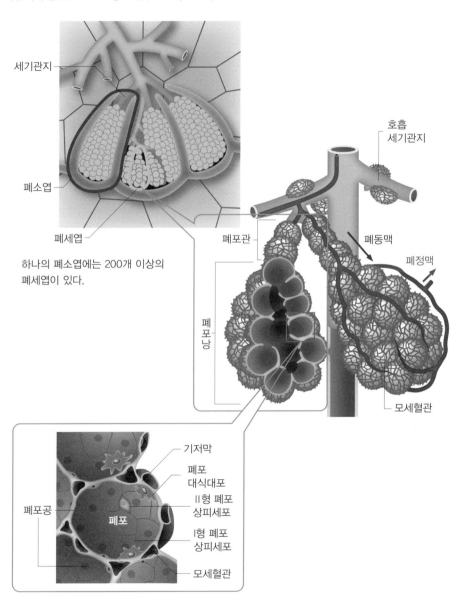

세기관지

폐소엽

폐세엽

하나의 폐소엽에는 200개 이상의
폐세엽이 있다.

호흡
세기관지

폐포관

폐
포
낭

폐동맥

폐정맥

모세혈관

기저막

폐포
대식대포

II형 폐포
상피세포

I형 폐포
상피세포

모세혈관

폐포공

폐포

폐는 흉곽 안에 있다

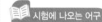

● 흉곽은 흉추, 갈비뼈, 흉골로 된 바구니와 그곳에 붙어 있는 근육을 말한다.
● 흉곽 안의 공간을 흉강이라고 하는데, 그 내면에는 벽측 흉막이 붙어 있다.
● 벽측 흉막과 폐표면을 덮고 있는 장측 흉막은 하나로 연결된 봉투 모양의 막이다.

바구니 모양의 골격과 그곳에 붙어 있는 근육이 흉곽을 구성한다

폐는 흉곽으로 둘러싸여 보호받고 있다. 흉곽은 자력으로 확장하거나 수축할 수 없는 폐에 공기를 흡입해 숨을 내쉬는 데 꼭 필요한 구조라고 할 수 있다(P.58 참조).

흉곽은 12개의 흉추와 흉추에 붙어 있는 12쌍 24개의 늑골, 가슴 앞에 세로로 위치한 흉골로 형성되는 바구니 모양의 골격(골성 흉곽)과 상하 늑골 사이를 메우듯 붙어 있는 외늑간근, 내늑간근, 최내늑간근, 흉곽 바닥을 닫듯이 붙어 있는 횡격막으로 구성돼 있다. 흉곽 안의 공간을 흉강이라고 하며 이곳에는 폐, 기관·기관지, 심장이나 큰 혈관, 식도 등이 들어 있다. 그리고 양쪽 폐에 낀 세로 길이의 공간을 세로칸(종격)이라고 한다.

폐는 이중 흉막으로 덮여 있다

흉곽의 내면에는 양복 안감처럼 벽측 흉막이 붙어 있다. 벽측 흉막에는 지각 신경이 있어 통증을 감지할 수 있다. 한편 폐 표면은 장측 흉막으로 덮여 있다. 폐를 폐엽으로 나누는 열(P.40 참조)은 장측 흉막이 파고든 부분이다. 장측흉막에는 지각 신경이 없다.

사실 벽측 흉막과 장측 흉막은 별개의 막이 아니라 하나로 연결된 봉투 모양의 막이다. 흉막과 폐는 공기가 빠진 풍선 밖에서 물건을 밀어 넣은 것 같은 구조로 돼 있다(다음 페이지 아래 그림 참조). 벽측흉막과 장측흉막 사이(풍선 속)의 공간을 흉막강이라고 하는데, 이곳에는 소량의 흉막액(흉수)이 들어 있다. 흉막액은 폐가 확장하거나 수축할 때 마찰을 줄이는 윤활액 역할을 한다.

📖 시험에 나오는 어구

흉곽
흉추, 늑골, 흉골로 된 바구니 모양의 구조와 늑강을 채우는 늑강근을 말한다. 바닥을 형성하는 횡격막으로 이뤄져 있다. 흉곽에는 폐와 심장 등이 들어 있다.

흉강
흉곽 속 공간을 말한다.

흉막
흉강 내면에 붙어 있는 벽측 흉막과 폐의 표면을 덮는 장측 흉막을 말한다. 벽측 흉막과 장측 흉막은 하나로 연결된 봉투 모양의 막이다.

흉막강
벽측 흉막과 장측 흉막 사이의 공간을 말한다. 흉막강에는 흉막액(흉수)이 들어 있다.

 메모

흉강과 흉막강
'흉강천자'라고 할 때, 천자, 즉 날카롭거나 뾰족한 것으로 찔러서 구멍을 내는 것은 흉막강이다. 임상에서 '흉강'이라는 명칭은 흉막강을 가리키기도 한다.

흉곽의 구조

흉곽은 흉추와 늑골, 흉골로 된 바구니 모양의 구조(골성 흉곽)와 늑골 사이를 메우는 늑간근, 흉곽 바닥에 해당하는 횡격막으로 이뤄져 있다. 흉곽 안의 공간을 흉강이라고 한다.

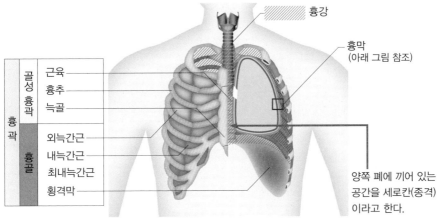

흉강

흉막
(아래 그림 참조)

흉곽	골성 흉곽	근육
		흉추
		늑골
	흉골	외늑간근
		내늑간근
		최내늑간근
		횡격막

양쪽 폐에 끼어 있는 공간을 세로칸(종격)이라고 한다.

※최내늑간근은 밖에서 보이지 않는다.

이중의 흉막은 사실 한 장의 봉투

흉곽 내면에 붙어 있는 벽측 흉막과 폐 표면을 덮는 장측 흉막이 연결돼 있어 하나의 봉투 모양으로 돼 있다. 그 '봉투' 속 부분을 흉막강이라고 한다.

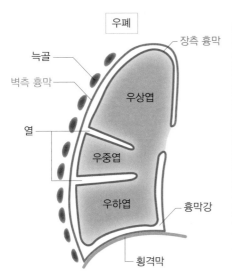

우폐

장측 흉막

늑골

벽측 흉막

열

우상엽

우중엽

우하엽

흉막강

횡격막

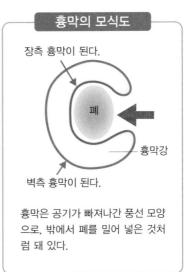

흉막의 모식도

장측 흉막이 된다.

폐

흉막강

벽측 흉막이 된다.

흉막은 공기가 빠져나간 풍선 모양으로, 밖에서 폐를 밀어 넣은 것처럼 돼 있다.

횡격막

POINT
- 횡격막은 횡문근이다.
- 돔 지붕과 같은 모양으로 흉강과 복강을 나눈다.
- 대동맥 열공, 식도 열공, 대정맥공이라는 구멍이 뚫려 있다.

막이라고는 하지만 얇은 막이 아니다

폐에 흡입하듯이 공기를 시원하게 빨아들이는 원동력은 횡격막이다(P.58 참조). '막'이라는 이름이 붙어 있지만, 실제 횡격막은 얇은 막이 아니라 두께가 있는 근육으로 돼 있다. 횡격막은 돔 지붕과 같은 모양으로 주위가 흉강 내면에 붙어 있고 천장 부분이 폐와 심장 아래에 위치한다. 횡격막에 의해 체강은 흉강과 복강으로 나뉜다.

횡격막 근육은 손발을 움직이는 근육과 동일한 횡문근인데, 이 근육은 자신의 의지로 조절할 수 있다. 횡격막은 다소 무게가 있어 누워 있을 때보다 몸을 일으킨 자세일 때 위치가 조금 내려간다(P.80 참조).

횡격막에는 큰 구멍이 3개 있다

횡격막에는 흉부와 복부를 지나는 혈관과 신경이 통과하는 구멍이 여러 개 있다. 이 중 특히 크고 중요한 구멍은 흉부에서 복부로 향하는 대동맥과 림프계 흉관이 통과하는 대동맥 열공, 위로 향하는 식도와 내장을 지배하는 신경이 통과하는 식도 열공, 하반신의 혈액을 모아 복부에서 흉부로 향하는 하대정맥과 신경이 통과하는 대정맥공이다. 대동맥 열공은 척추 앞에 있고 그 바로 앞에 식도 열공, 그 오른쪽 전방에 대정맥공이 있다.

시험에 나오는 어구

횡격막
횡격막은 폐와 심장 아래 돔 지붕처럼 생긴 근육으로, 흉강 내면 주위에 붙어 있다. 흉부와 복부를 나눈다.

대동맥 열공
횡격막에 있는 대동맥이 지나는 구멍을 말한다.

식도 열공
횡격막에 있는 식도가 지나는 구멍을 말한다.

대정맥공
횡격막에 있는 하대정맥이 지나는 구멍을 말한다.

키워드

횡문근
현미경으로 보면 줄무늬가 보이는 근육으로 몸을 움직이는 골격근의 특징을 보인다. 자신의 의지대로 움직일 수 있다.

Athletics Column

횡격막을 더 움직이자

수중에서 호흡 장비 없이 무호흡으로 다이빙을 하는 프리다이빙 훈련을 하려면 횡격막의 유연성을 높여야 한다. 그래야 폐활량이 늘어나 오랫동안 숨을 참을 수 있기 때문이다. 프리다이빙을 하지 않는다 하더라도 가끔 횡격막을 크게 움직여 주는 것이 좋다. 자세를 바로잡고 횡격막을 사용해 복식호흡을 반복해 보자. 호흡에 집중이 되면서 마음이 안정될 것이다.

◆ 소방 분야

강좌명	수강료	학습일	강사
소방기술사 1차 대비반	620,000원	365일	유창범
[쌍기사 평생연장반] 소방설비기사 전기 x 기계 동시 대비	549,000원	합격할 때까지	공하성
소방설비기사 필기+실기+기출문제풀이	370,000원	170일	공하성
소방설비기사 필기	180,000원	100일	공하성
소방설비기사 실기 이론+기출문제풀이	280,000원	180일	공하성
소방설비산업기사 필기+실기	280,000원	130일	공하성
소방설비산업기사 필기	130,000원	100일	공하성
소방설비산업기사 실기+기출문제풀이	200,000원	100일	공하성
소방시설관리사 1차+2차 대비 평생연장반	850,000원	합격할 때까지	공하성
소방공무원 소방관계법규 문제풀이	89,000원	60일	공하성
화재감식평가기사·산업기사	240,000원	120일	김인범

◆ 위험물 · 화학 분야

강좌명	수강료	학습일	강사
위험물기능장 필기+실기	280,000원	180일	현성호,박병호
위험물산업기사 필기+실기	245,000원	150일	박수경
위험물산업기사 필기+실기[대학생 패스]	270,000원	최대4년	현성호
위험물산업기사 필기+실기+과년도	350,000원	180일	현성호
위험물기능사 필기+실기[프리패스]	270,000원	365일	현성호
화학분석기사 필기+실기 1트 완성반	310,000원	240일	박수경
화학분석기사 실기(필답형+작업형)	200,000원	60일	박수경
화학분석기능사 실기(필답형+작업형)	80,000원	60일	박수경

횡격막의 위치와 모양

횡격막은 폐와 심장 아래에 있으며 흉강과 복강을 나눈다. 모양은 돔 천장과 같고 주위가 흉강 내면에 붙어 있다.

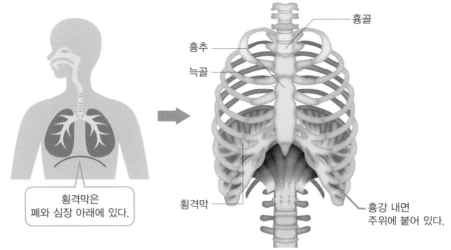

흉골

흉추

늑골

횡격막

흉강 내면 주위에 붙어 있다.

횡격막은 폐와 심장 아래에 있다.

횡격막에는 혈관과 신경 등이 지나는 구멍이 있다

횡격막에는 흉강과 복강을 오가는 혈관이나 신경이 지나는 구멍이 뚫려 있다. 이 중 흉강에서 복강으로 통하는 대동맥열공, 식도열공, 대정맥공 등 세 구멍이 특히 크다.

횡격막을 아래에서 본 모습

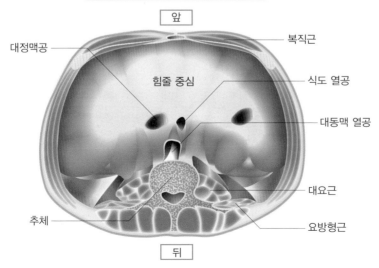

앞

대정맥공

복직근

힘줄 중심

식도 열공

대동맥 열공

대요근

추체

요방형근

뒤

복근 등의 호흡근

POINT

● 늑간근은 갈비뼈를 벌렸다 조였다 하면서 환기를 한다.
● 더 많이 숨을 들이쉴 때는 목에 붙어 있는 사각근 등이 작용한다.
● 강하게 숨을 내쉴 때는 복근도 동원된다.

늑간근이 흉곽을 넓히기도 하고 죄기도 한다

폐는 자력으로 늘리거나 줄일 수 없으므로(P.40 참조) 폐에 공기를 흡입하고 그 공기를 내뱉기 위해서는 주위에 있는 근육의 힘이 필요하다. 이를 위해 작용하는 근육을 호흡근이라고 한다. 가장 큰 호흡근은 횡격막(P.46 참조)으로, 안정을 취하고 있을 때의 자연스러운 호흡이나 복식호흡을 할 때 그 호흡 운동의 대부분은 횡격막이 한다.

위아래 갈비뼈 사이에 붙어 있는 늑간근(P.44 참조)도 흉곽을 움직여 환기하는 호흡근이다. 흉식 호흡을 할 때나 크게 심호흡을 할 때는 늑간근도 강하게 작용한다.

열심히 숨을 쉴 때는 목 근육이나 복근도 사용한다

폐활량을 측정할 때처럼 숨을 크게 들이마시거나 최대한 빨리 끝까지 숨을 내뱉을 때 또는 격렬한 운동을 해서 숨이 차고 힘들 때는 목이나 어깨, 복부 근육도 동원된다.

목 옆에 있는 사각근, 귀 뒤에서 흉골에 붙어 있는 흉쇄유돌근, 목 뒤에 붙어 있는 승모근 등은 흉곽 윗부분을 더 끌어올림으로써 흉곽을 넓혀 보다 많은 숨을 들이마실 수 있도록 한다. 숨쉬기 힘들 때 턱이 올라가는 것은 바로 이 때문이다. 복근도 중요한 호흡근이다. 양 옆구리에 붙어 있는 외복사근과 내복사근, 가장 심부에 붙어 있는 복횡근, 복부 중앙에 붙어 있는 복직근은 강하고 길게 숨을 내쉬거나 숨을 멈추고 배에 힘을 줄 때 사용된다. 특히 장골이나 등 부분에서 하부 갈비뼈에 붙어 있는 내복사근은 갈비뼈를 끌어내리는 작용이 강해 열심히 숨을 내쉴 때 강하게 작용한다.

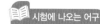
시험에 나오는 어구

호흡근
숨을 들이마시고 내쉬는(환기) 데 관여하는 근육을 말한다. 주요 호흡근은 횡격막이며 늑간근, 사각근 등 목 근육, 복근도 작용한다.

늑간근
늑간근에는 외늑간근, 내늑간근, 최내늑간근이 있다. 외늑간근은 늑골을 올려 흉곽을 넓히고 내늑간근과 최내늑간근은 늑골을 내려 흉곽을 좁힌다.

횡격막 이외의 호흡근 위치와 작용

호흡 운동에 관여하는 근육을 호흡근이라고 한다. 보통 조용한 호흡에는 거의 횡격막이 동원되지만, 흉식 호흡을 할 때나 크게 숨을 들이쉴 때, 열심히 숨을 내쉴 때는 갈비뼈에 붙어 있는 힘줄과 목에 있는 힘줄, 복근도 동원된다.

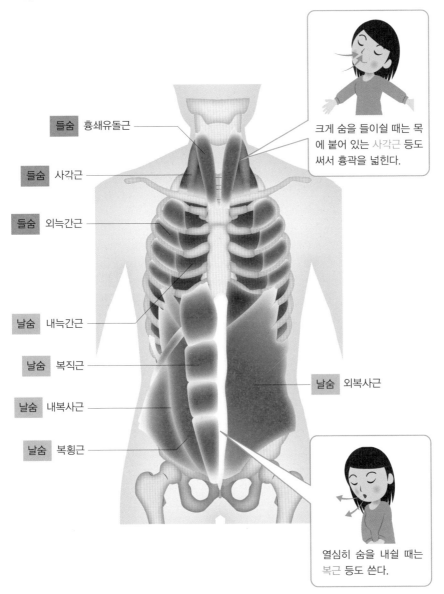

들숨 흉쇄유돌근

들숨 사각근

들숨 외늑간근

날숨 내늑간근

날숨 복직근

날숨 내복사근

날숨 복횡근

날숨 외복사근

크게 숨을 들이쉴 때는 목에 붙어 있는 사각근 등도 써서 흉곽을 넓힌다.

열심히 숨을 내쉴 때는 복근 등도 쓴다.

폐로 드나드는 혈관과 심장

POINT
- 폐동맥은 폐에 가스 교환을 하기 위한 혈액을 보낸다.
- 폐정맥은 폐에서 가스 교환을 마친 혈액을 심장에 보낸다.
- 기관지동맥은 폐나 기관지에 산소 등을 전달하는 역할을 한다.

심장에서 폐, 폐에서 심장으로 흐르는 혈액

온몸을 돌고 혈액을 폐로 보내는 것은 우심실에서 나오는 폐동맥이다. 따라서 폐동맥을 흐르는 혈액은 산소가 적은 정맥혈이다. 폐동맥이 우심실을 나오면 상행대동맥 앞을 지난 다음 좌우로 나뉜다. 오른쪽 폐로 향하는 폐동맥은 상행대동맥 뒤쪽을 지나고 왼쪽 폐로 향하는 폐동맥은 그대로 똑바로 지나 폐문으로 들어간다. 그 때문에 좌우로 갈라진 다음에는 오른쪽 폐동맥이 더 길어져 있다.

폐동맥은 폐 안에서 차례로 갈라져 가늘어지다가 최종적으로 그물코 모양의 폐포 모세혈관이 돼 폐포 주위를 감싼다.

폐포 모세혈관은 폐정맥이 돼 폐 속에서 차례로 합류하면서 굵어지고 좌우 2개의 폐정맥이 폐문을 나와 4개 모두 심장 뒤쪽을 지나 심장의 좌심방으로 들어간다. 이로 인해 폐정맥은 오른쪽 폐에서 나오는 것이 더 길어져 있다. 폐정맥에는 정맥이라는 이름이 붙어 있지만, 안을 흐르는 것은 산소를 많이 포함한 동맥혈이다.

폐와 기관지 자체에도 혈액 공급이 필요하다

위 혈관과는 별개로 폐나 기관지 자체에 산소와 에너지를 전달하는 혈관이 있다. 그게 바로 기관지동맥이다. 기관지동맥은 흉부 대동맥이나 늑간동맥 등에서 나오는 굵기 1~2mm의 혈관으로, 좌우 각각 기관지를 따라 주행하다가 폐문을 통해 폐로 들어가지만, 일부는 흉막(P.44 참조)에도 분포한다. 기관지나 폐에 산소 등을 공급한 후 일부는 기관지 정맥이 돼 흉부 정맥에 합류하고 나머지는 폐정맥에 합류한다.

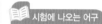

시험에 나오는 어구

폐동맥
심장의 우심실에서 폐로 향하는 혈관을 말한다. 동맥이라는 이름이 붙어 있으나 정맥혈이 흐른다.

폐정맥
폐에서 가스 교환이 끝난 혈액을 심장의 좌심방으로 되돌려 주는 혈관을 말한다. 정맥이라는 이름이 붙어 있으나 동맥혈이 흐른다.

기관지동맥
기관지나 폐 자체에 산소와 에너지 등을 보내기 위한 혈관을 말한다.

심장과 폐를 연결하는 큰 혈관

심장과 폐를 연결하는 폐동맥과 폐정맥은 폐의 가스 교환에 관여하는 혈관이다.

호흡기의 구조

폐로 드나드는 혈관과 심장

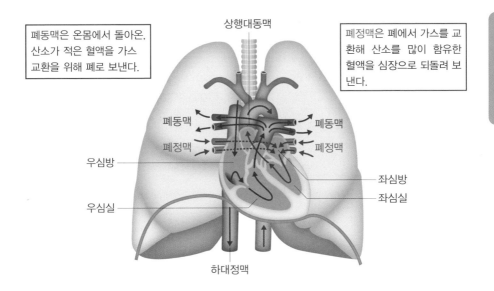

폐동맥은 온몸에서 돌아온, 산소가 적은 혈액을 가스 교환을 위해 폐로 보낸다.

상행대동맥

폐정맥은 폐에서 가스를 교환해 산소를 많이 함유한 혈액을 심장으로 되돌려 보낸다.

폐동맥

폐정맥

폐동맥

폐정맥

우심방

우심실

좌심방

좌심실

하대정맥

폐와 기관지 자체를 위해 일하는 기관지동맥

폐나 기관지 세포에 산소와 에너지를 전달하는 것이 기관지동맥이다. 기관지동맥은 필요한 곳에 산소 등을 전달한 후 정맥이 돼 흉부 정맥이나 폐정맥에 합류한다.

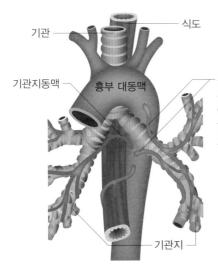

기관

식도

기관지동맥

흉부 대동맥

기관지동맥

기관이나 기관지, 폐 자체도 세포로 이뤄져 있어서 산소와 에너지가 필요한데, 이것을 전달하는 혈관이 기관지동맥이다.

기관지

※ 늑간동맥에서 나오는 혈관도 있다.

가스를 운반하는 온몸의 혈관망

POINT
- 산소를 많이 함유한 혈액은 좌심실에서 대동맥을 거쳐 온몸으로 이동한다.
- 말초에서는 모세혈관이 돼 세포와의 사이에서 내호흡을 한다.
- 산소가 적은 혈액은 대정맥을 거쳐 우심방으로 이동한다.

산소를 온몸으로 보내는 동맥망

체순환은 산소를 많이 함유한 혈액이 심장의 좌심실에서 나와 온몸을 돌면서 온몸의 세포에 산소를 제공하고 이산화탄소를 회수한 혈액이 심장의 우심방으로 돌아오는 경로이다.

좌심실에서 위쪽으로 나온 상행대동맥은 바로 유턴하고 커브를 그리는 대동맥활(대동맥궁)에서는 뇌와 팔로 향하는 완두동맥, 왼쪽 총경동맥, 왼쪽 쇄골하동맥 가지가 나와 있다. 대동맥활에 이어 하행하는 동맥은 흉부 대동맥, 복부 대동맥으로 이름을 바뀌가다가 배꼽 약간 아래 부근에서 좌우 총장골동맥으로 나뉘어 양쪽 하지로 향한다. 그리고 이 동맥들에서는 중간에 장기나 기관, 온몸의 근육이나 피부 등으로 향하는 동맥의 가지가 많이 나와 있다.

말초 모세혈관의 정맥망

동맥은 분기하면서 서서히 가늘어지다가 말초에서 모세혈관이 된다. 모세혈관은 모발처럼 가는 혈관으로 굵기가 5~10μm이다. 모세혈관벽은 한 층의 내피세포로 돼 있거나 그 주위에 달라붙은 주피세포로 돼 있다. 모세혈관과 온몸의 세포는 모세혈관벽과 세포막을 통해 가스, 영양소 등을 주고받는다.

모세혈관은 정맥이 돼 서서히 합류하면서 굵어져 간다. 대부분은 동맥과 같은 곳을 역방향 흐름을 만들어 주행하며 하체에서 오는 혈액은 하대정맥에 모이고 상체에서 오는 혈액은 상대정맥에 모여 각각 우심방으로 돌아간다.

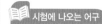 시험에 나오는 어구

모세혈관
모발처럼 가늘고 한 층의 내피세포 또는 그 주위의 주피세포로 이뤄져 있다. 말초 세포와의 사이에서 가스 교환이나 에너지원 제공, 노폐물 회수 등을 한다.

내피세포
혈관 안쪽 층을 구성하는 세포로, 모세혈관에는 한 층의 내피세포로만 이뤄진 것이 있다.

 메모

내피세포에 구멍이 뚫려 있는 것이 있다
신장이나 내분비선 등 세포와 혈액 사이에 분자가 큰 물질의 교환이나 빠른 물질 교환이 필요한 곳의 모세혈관에는 벽에 작은 구멍이 뚫려 있는 것이 있다.

온몸의 동맥과 정맥

체순환에서는, 폐에서 가스 교환을 해서 산소를 많이 함유한 혈액을 온몸으로 보내는 것이 동맥이다. 그리고 온몸에 산소를 제공하고 이산화탄소를 회수한 혈액을 심장으로 되돌리는 것이 정맥이다. 동맥과 정맥은 대부분 같은 곳을 역방향으로 주행한다.

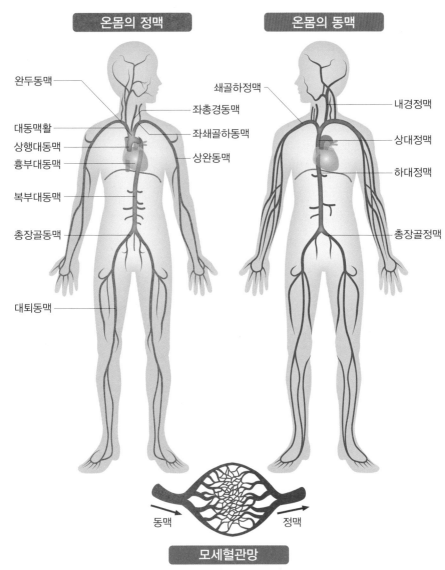

온몸의 정맥

완두동맥
대동맥활
상행대동맥
흉부대동맥
복부대동맥
총장골동맥
대퇴동맥

좌총경동맥
좌쇄골하동맥
상완동맥

온몸의 동맥

쇄골하정맥
내경정맥
상대정맥
하대정맥
총장골정맥

동맥   정맥

모세혈관망

말초 조직에서는 모세혈관의 혈관벽을 통해
가스와 영양소 등을 주고받는다.

호흡기 관련 림프계

- 림프는 림프관과 림프액, 림프절, 림프조직을 통틀어 이르는 말이다.
- 림프관은 말초에서 간질액의 일부를 회수해 정맥으로 되돌린다.
- 폐 주위에는 림프관과 림프절이 발달해 있다.

림프계는 혈액순환과 달리 돌아오는 길뿐이다

림프계란, 림프관과 그 안을 흐르는 림프액, 림프관에 붙어 있는 림프절과 몸 곳곳에 있는 림프조직을 통틀어 이르는 말이다. 말초 조직에서 모세혈관으로부터 혈장 일부가 스며 나온 것을 간질액(또는 조직액)이라고 하는데, 그 대부분은 혈관으로 돌아가 정맥에 합류하고 일부가 림프관으로 흡수된다. 몸 곳곳에서 합류하면서 모여든 림프관 중 하체와 왼쪽 상체에서 오는 것은 왼쪽 정맥각(쇄골하정맥과 내경정맥의 합류점)과 합류하고 오른쪽 상체에서 오는 것은 오른쪽 정맥각으로 들어가 정맥과 합류한다.

림프관 곳곳에는 림프구가 잔뜩 모여 있는 림프절이 붙어 있어서 흘러오는 림프액에 바이러스 등 외적이 없는지 확인한다. 림프절처럼 림프구가 모여 있는 조직이나 림프구를 만드는 조직을 림프조직이라고 하는데 림프조직은 면역 기능을 담당한다.

폐에 있는 여분의 수분을 회수하는 림프계

폐나 기관·기관지 주위에는 림프계가 잘 발달돼 있다. 폐 속 림프관은 가스 교환에 방해가 되는 여분의 간질액을 회수한다. 림프관은 폐의 말초에서 폐문부를 향해 합류하면서 주행하다가 폐를 나와 기관지 또는 흉막을 따라 폐 안으로 들어간다. 오른쪽 폐 전체와 왼쪽 폐 하부에서 나오는 림프관은 오른쪽 정맥각, 왼쪽 폐 상부에서 나오는 림프관은 좌정맥각으로 들어간다.

폐 안에서 폐문부, 기관지 옆을 주행하는 림프관의 합류 지점 등에는 많은 림프절이 붙어 있다.

림프관은 정맥에 합류한다

온몸에서 간질액을 회수해 온 림프관은 오른쪽 상체(그림의 녹색 범위)의 것은 우정맥각, 왼쪽 상체와 하체에서 올라오는 림프관은 좌정맥각에서 정맥으로 합류한다.

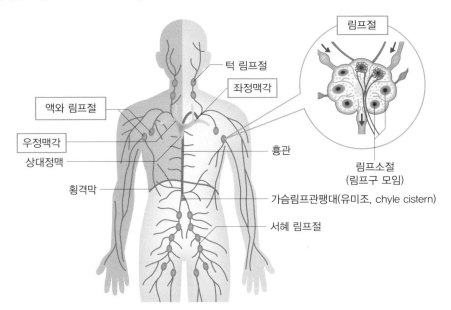

림프절

턱 림프절

좌정맥각

액와 림프절

우정맥각

상대정맥

횡격막

흉관

림프소절
(림프구 모임)

가슴림프관팽대(유미조, chyle cistern)

서혜 림프절

폐와 그 주위에는 림프계가 발달해 있다

폐에 여분의 간질액이 넘치면 가스 교환에 방해가 되므로 림프관이 이를 회수한다.

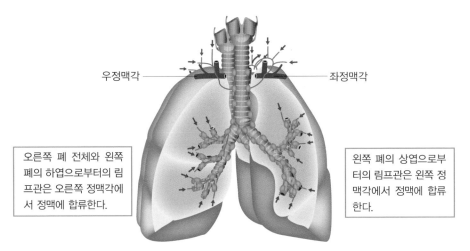

우정맥각

좌정맥각

오른쪽 폐 전체와 왼쪽 폐의 하엽으로부터의 림프관은 오른쪽 정맥각에서 정맥에 합류한다.

왼쪽 폐의 상엽으로부터의 림프관은 왼쪽 정맥각에서 정맥에 합류한다.

금연 치료를 받자

흡연이 폐에 심각한 손상을 준다는 것은 의심할 여지가 없다. 이 책에서 소개하는 질병 중에도 만성 폐쇄성 폐 질환이나 폐암 등 흡연의 영향이 분명한 질병이 몇 가지 있다. 위암이나 췌장암, 방광암 등 담배 연기가 직접 닿지 않는 장기의 암도 담배와 관계가 깊은 것으로 알려져 있다. 그 이유는 담배 연기에 포함된 유해 물질이 혈액에 흡수돼 온몸의 장기에 영향을 미치기 때문이다. 담배 연기에 포함된 유해 물질은 200종류 이상인데, 그중 60종류가 발암성 물질이다. 최근 유해 물질이 대폭 감소한다는 광고 때문에 가열식 담배가 인기이다. 담뱃잎을 태우지 않기 때문에 일산화탄소가 대폭 저감됐다고는 하지만 유해 물질이 적지 않게 포함돼 있다는 것을 알아야 한다.

간접흡연도 문제이다. 간접흡연은 흡연하지 않는 사람이 흡연하는 사람이 낸 연기를 가까이에서 흡입하는 것을 말한다. 가정이나 음식점, 직장 등에서는 흡연 공간을 제대로 나눠 원치 않는 간접흡연을 방지하는 대책을 세워야 한다. 흡연자는 비흡연자에 대한 배려가 필요하기 때문이다. 흡연하지 않는 사람이 있는 같은 공간에서 담배를 피우지 말아야 하는 것은 당연한 일이지만, 흡연 후에도 몇 분 정도 호흡에 연기 성분이 포함돼 있다는 것도 알아야 한다.

흡연 횟수가 많을수록, 흡연 기간이 길수록 담배가 건강에 미치는 해는 확대되고 축적된다. 하지만 금연을 하면 담배로 인한 건강 위험은 확실히 줄어들 것이다. 금방 끊을 수는 없지만 금연한 지 5년, 10년 경과하면 뇌졸중이나 심장질환, 폐암 등의 위험은 흡연자와 큰 차이가 생긴다. 따라서 금연하려면 최대한 빨리 시작하는 것이 좋다. 담배를 끊지 못하는 것은 단순한 습관이나 결단의 문제가 아니라 니코틴 의존증이라는 병으로 해석해야 한다. 따라서 보험으로 금연 치료를 받을 수 있다. 보험 적용을 하기 시작한 당초에는 대상 조건이 다소 까다로웠지만, 최근에는 조건이 확대돼 가열식 담배를 이용하는 사람도 치료 대상이 됐다. 그리고 조건에 따라서는 온라인 진료도 가능해져 이전보다 치료를 받기가 훨씬 수월해졌다.

제3장

호흡의 기전

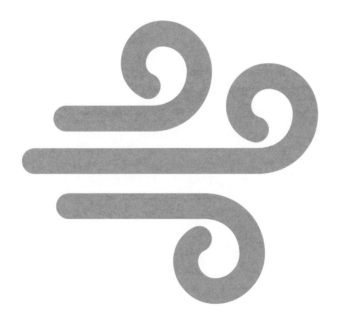

환기:숨을 들이쉬고 내쉬는 것

POINT
- 숨을 들이쉬는 것을 들숨, 숨을 내쉬는 것을 날숨이라고 한다.
- 들숨은 흉강의 용적을 넓힘으로써 이뤄진다.
- 일반적인 날숨은 흉강의 부피가 원래대로 되돌아감으로써 자연스럽게 이뤄진다.

흉강 용적이 넓어진 만큼 숨을 들이마신다

숨을 들이마시는 것을 들숨(흡기)이라고 한다. 들숨에는 폐가 부풀어 올라야 하지만, 폐는 자력으로 확장할 수 없으므로 흉곽(흉통)을 넓힘으로써 수동적으로 폐에 공기가 흡입되는 구조로 돼 있다.

횡격막이 수축하면 돔 지붕 같은 부분이 내려가 흉강의 용적이 커지게 된다. 그리고 외늑간근이 수축하면 갈비뼈 하나 하나가 들리는데 그 결과 흉곽이 앞뒤로 넓어진다. 이러한 작용으로 흉강의 용적이 늘어난 만큼 공기가 폐로 들어오는 것이다.

보다 크게 숨을 들이마실 때는 목이나 가슴의 호흡근(P.48 참조)을 사용함으로써 갈비뼈를 더 끌어올려 흉곽을 넓힌다.

날숨은 평상호흡으로 자연스럽게 이뤄진다

숨을 내쉬는 것을 날숨(호기)이라고 한다. 보통 조용하게 호흡할 때의 날숨은 들숨으로 부풀어 오른 폐나 흉곽이 원래대로 되돌아감으로써 자연스럽게 이뤄진다. 따라서 숨을 들이쉬는 데 호흡근의 힘은 거의 필요하지 않다.

명상이나 요가 등에서 숨을 들이쉴 때도 의식을 돌려 심호흡을 계속할 때나 호흡 기능 검사(P.122 참조)를 할 때 힘차게 숨을 내쉬거나 끝까지 내뱉을 때(노력성 날숨)는 호흡근을 사용해 흉곽과 흉강을 원래 상태보다 수축시킨다. 내늑간근은 위쪽 갈비뼈를 끌어내리고 내복사근은 아래쪽 갈비뼈를 아래로 당겨 흉곽을 짜듯이 오므린다. 복근은 복압을 높이고 복부 장기로 횡격막을 밀어 올리도록 해 흉강의 용적을 줄인다.

시험에 나오는 어구

들숨(흡기)
숨을 들이마시는 것을 말한다. 주로 횡격막과 외늑간근이 작용한다.

날숨(호기)
숨을 내쉬는 것을 말한다. 보통 날숨에서는 호흡근의 힘이 거의 필요하지 않지만, 노력성 날숨에서는 내늑간근이나 복근의 힘이 필요하다.

메모

흉식호흡과 복식호흡
흉식호흡은 주로 늑간근의 작용으로 흉곽이 확장·수축함으로써 이뤄진다. 복식호흡은 주로 횡격막과 복근의 작용으로 흉강 용적을 변화시킴으로써 이뤄진다.

횡격막 수축 = 들숨, 이완 = 날숨

횡격막은 주위가 고정돼 있으므로 수축하면 지붕 부분이 내려간다. 그러면 흉강이 넓어지고 공기가 빨려 들어간다. 날숨은 횡격막 이완에 의해 자연스럽게 이뤄진다.

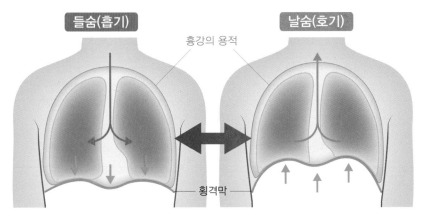

횡격막이 수축하면 내려가고 흉강이 넓어지면서 공기가 폐로 빨려 들어간다.

횡격막이 이완되면 제자리로 올라가고 흉강이 원래대로 돌아가 폐의 공기가 뿜어져 나온다.

외늑간근의 수축 = 들숨, 내늑간근의 수축 = 날숨

외늑간근이 수축하면 흉곽이 앞뒤로 넓어지면서 들숨이 일어난다. 내늑간근이 수축하면 흉곽이 줄어들어 날숨이 일어난다.

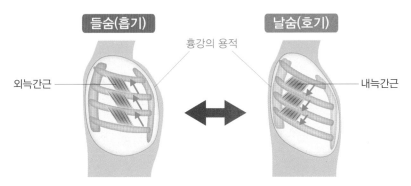

외늑간근이 수축하면 아래쪽 갈비뼈가 들리고 흉곽 전체가 앞뒤로 부풀어오르면서 공기가 폐로 빨려 들어간다. 보다 크게 숨을 들이쉴 때는 목이나 등 근육의 작용으로 흉곽을 넓힌다.

내늑간근이 수축하면 위쪽 갈비뼈가 내려가고 흉곽 전체가 앞뒤로 줄어들면서 폐의 공기가 뿜어져 나온다. 더 세게 숨을 내쉬면 복근도 동원해 흉강을 좁힌다.

환기량과 폐활량

POINT
- 호흡수는 12~18회/분, 1회 환기량은 약 500mℓ이다.
- 가스 교환에 관여하지 않는 공간을 사강이라고 한다.
- 최대 흡기위에서 최대 호기위까지 내쉰 양이 폐활량이다.

안정된 호흡에서는 한 번에 500mℓ를 흡입한다

사람은 안정을 취하고 있을 때 1분에 12~18회 호흡을 한다. 1회 호흡으로 흡입하는 공기의 양을 1회 환기량이라고 하는데, 성인의 경우는 약 500mℓ이다. 내쉴 때는 이와 동일한 양을 내뱉는다.

흡입한 500mℓ 모두를 폐포에서 하는 가스 교환에 사용하지는 않는다. 호흡세기관지나 폐포관, 폐포(P.42 참조)에 도달한 공기만 가스 교환에 사용되기 때문이다. 들이마셨어도 그곳까지 도달하지 못한 공기, 즉 비강이나 인두·후두, 기관, 종말세 기관지 부분에서 멈춘 공기는 가스 교환에 사용하지 않은 채 내뱉게 된다. 이 가스 교환에 사용하지 않는 부분을 사강이라고 하는데, 성인의 경우에는 150mℓ 정도 된다.

폐활량 = 1회 환기량 + 예비 흡기량 + 예비 호기량

폐활량을 측정할 때는 최대로 숨을 들이마신 후 더 이상 내쉴 수 없는 곳까지 내뱉는다. 이때 내뱉은 양이 바로 폐활량이다. 폐활량은 성인 남성이 3500mℓ, 성인 여성이 2500mℓ 정도인데, 성별이나 연령, 신장 등에 따라 차이가 있으며 그 예측치는 다음 페이지 위 그림과 같은 계산식으로 구할 수 있다. 또 최대한으로 숨을 내뱉었는데도 폐에 남는 공기를 잔기량이라고 한다.

평상시대로 숨을 들이마시고 나서 다시 한계까지 들이마신 양을 예비 흡기량, 평상시대로 숨을 내쉰 후 다시 한계까지 내쉰 양을 예비 호기량이라고 한다. 즉, 폐활량은 1회 환기량+예비 흡기량+예비 호기량을 말한다.

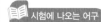
시험에 나오는 어구

1회 환기량
한 번 호흡으로 들이마시는 공기의 양을 말한다. 성인의 안정 시 호흡은 약 500mℓ이다.

폐활량
최대 흡기위에서 최대한으로 숨을 내뱉은 양을 말한다.

잔기량
최대한으로 숨을 내쉬고도 폐속에 남아 있는 공기의 양을 말한다.

예비 흡기량
평상시대로 숨을 들이마신 상태에서 최대한 더 들이마실 수 있는 공기의 양을 말한다.

예비 호기량
평상시대로 숨을 내쉰 상태에서 최대한 더 내쉴 수 있는 공기의 양을 말한다.

예측 폐활량 계산식

폐활량은 성별, 신장, 연령에 따라 예측할 수 있다(예측 폐활량). 예측 폐활량을 구하는 계산식은 다음과 같다.

남성

예측 폐활량(리터)
=0.045 × 키(cm)−0.023 × 나이−2.258

여성

예측 폐활량(리터)
=0.032 × 키(cm)−0.018 × 나이−1.178

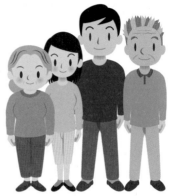

폐활량은 여성보다 남성, 고령자보다 젊은 사람, 키가 큰 사람이 작은 사람보다 크다.

폐활량과 1회 환기량

1회 환기량은 정상적인 호흡을 할 때 1회에 흡입하는 양으로, 성인의 경우는 약 500ml이다.
폐활량은 숨을 최대한 들이마신 후 최대한 내쉬었을 때 뱉은 양을 말한다.

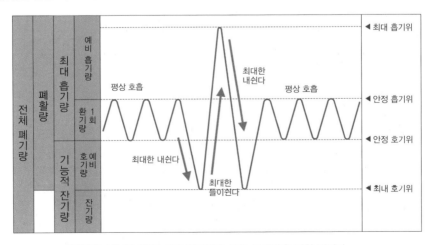

폐활량은 1회 환기량에 예비 흡기량과 예비 호기량을 더한 것이다.
평상시대로 숨을 내쉰 후에도 폐 속에 남아 있는 가스를 기능적 잔기량, 최대한으로 숨을 내쉬었는데도 폐 속에 남는 가스를 잔기량이라고 한다.

폐나 폐포가 찌그러지지 않는 기전

POINT
- 폐포나 폐에는 오그라드는 방향의 힘이 실린다.
- 흉막강이 음압 상태로 유지되기 때문에 폐는 오그라들지 않는다.
- 폐포 내의 폐 계면활성제는 폐포가 오그라드는 것을 방지한다.

오그라드는 성질을 가진 폐가 오그라들지 않는 이유

폐포 벽은 한 층의 평평한 세포가 타일처럼 늘어서 있을 뿐 부드럽고 폐포 바깥쪽이나 옆 폐포 사이에 있는 간질(P.42 참조)에는 고무와 같은 탄성섬유가 감겨 있어 폐포는 본래 오그라드는 성질을 갖고 있다. 하지만 하나하나의 폐포는 항상 둥근 모양을 유지하며 폐 전체적으로도 오그라들지 않는다. 그것은 흉막(P.44 참조)의 구조적인 특징과 폐포 내에 분비되는 계면활성제의 작용 때문이다.

흉막은 흉강에 안감처럼 달라붙어 있는 벽측 흉막과 폐 표면에 붙어 있는 장측 흉막이 연결돼 있고 그 안에 흉막강이 있는데 흉막강은 항상 대기압보다 낮은 음압으로 유지된다.

그 때문에 폐에는 항상 바깥 방향으로 당기는 힘이 작용하고 있어 오그라들지 않는 것이다.

폐포 내 계면활성제가 폐포를 둥글게 유지한다

폐포의 내면은 소량의 간질액으로 촉촉하다. 본래 액체에는 표면적이 가장 작은 구형이 되려고 하는 힘(표면장력)이 작용하고 폐포 내의 간질액에도 그 힘이 작용하므로 그 상태에서는 폐포에 오그라들려는 방향의 힘이 실린다. 그런데 폐포 내에는 표면장력을 약화하는 계면활성제가 분비된다. 이 계면활성제가 간질액의 표면장력을 약화해 폐포가 오그라들지 않게 하는 것이다.

이 계면활성제는 폐포 벽을 구성하는 II형 폐포상피세포(P.42 참조)가 분비한다.

키워드

계면활성제
계면활성제는 그 물질의 분자가 물에 잘 결합하는 부분(친수기)과 기름과 잘 결합하는 부분(친유기 또는 소수기)을 동시에 갖는 것을 말한다. 물과 기름을 섞이게 해 주는데, 비누가 그 대표적인 예이다.

메모

아기와 폐 계면활성제
태아는 임신 34주 이후가 돼야 폐 계면활성제를 충분히 만든다. 그러므로 그 이전에 태어나면 폐가 충분히 부풀지 않아 호흡을 제대로 하기 어려울 수 있다.

흉막강이 음압이어서 폐가 찌그러지지 않는다

흉강벽에 붙어 있는 벽측 흉막과 폐 표면에 붙어 있는 장측 흉막 사이의 흉막강이 항상 음압으로 유지되기 때문에 폐에는 바깥쪽으로 당기는 힘이 실린다.

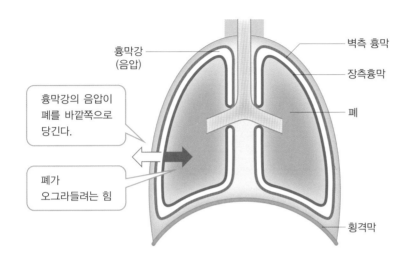

흉막강
(음압)

벽측 흉막

장측흉막

흉막강의 음압이
폐를 바깥쪽으로
당긴다.

폐

폐가
오그라들려는 힘

횡격막

폐 계면활성제가 폐포를 부풀린 상태로 유지시킨다

폐 계면활성제로 폐포 내면을 덮는 간질액의 표면장력을 약화시켜 폐포가 오그라드는 것을 막는다.

폐 계면활성제가 없다

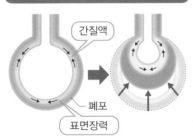

간질액

폐포

표면장력

간질액에 가해지는 표면장력에 이끌려
폐포가 오그라든다.

폐 계면활성제가 있다

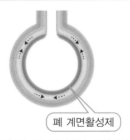

폐 계면활성제

폐 계면활성제가 간질액의 표면장력을
약화시켜 폐포가 오그라드는 것을 막는다.

표면장력이란?

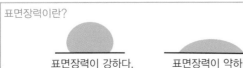

표면장력이 강하다.   표면장력이 약하다.

표면장력은 액체가 표면적이 가장 작은 구형이 되려고 하는 힘을 말한다.

63

외호흡: 폐포에서 하는 가스 교환

POINT

- 폐포 안의 공기는 대기보다 산소 분압이 낮다.
- 모세혈관의 정맥혈과 폐포의 공기 압력차로 확산이 일어난다.
- 동맥혈의 O_2 분압은 100Torr, CO_2 분압은 40Torr이다.

들이마신 공기는 기도에 남아 있는 공기와 섞인다

폐포에서 하는 가스 교환인 외호흡은 농도가 높은 쪽에서 낮은 쪽으로 물질이 이동해 전체가 같은 농도가 되는 현상인 확산(P.14 참조)에 의해 이뤄진다.

대기(760Torr)의 산소분압(P_IO_2)은 160Torr, 이산화탄소(P_ICO_2)는 0.3Torr이다(수증기의 분압은 0이라고 가정).

폐포 내에서는 흡입한 대기와 기도나 폐포 내에 남아 있던 공기가 섞여 산소분압(P_AO_2)이 100Torr, 이산화탄소분압(P_ACO_2)이 40Torr이다. 한편 폐포를 둘러싼 모세혈관 내 혈액은 온몸을 돌고 돌아온 정맥혈(혼합정맥혈, P.66 참조)로, 산소분압(P_VO_2)은 40Torr, 이산화탄소분압(P_VCO_2)은 45Torr이다.

이렇게 폐포 속이나 혈액 속의 가스 분압은 'P'로 나타낸다. 대기는 'P_I', 폐포 내는 'P_A', 동맥혈은 'P_a', 혼합 정맥혈은 'P_V'이다.

폐포 내 공기와 동일한 가스분압이 돼 동맥혈에

폐포에서 산소는 '폐포 내 공기>모세혈관 내 혈액', 이산화탄소는 '폐포 내 공기<모세혈관 내 혈액'이라는 압력차(Pressure gradient)가 생긴다. 이 압력차에 의해 확산이 일어나 산소는 폐포 내에서 혈액으로 이동하고 이산화탄소는 혈액에서 폐포 내로 이동한다. 여기서 충분히 가스 교환이 이뤄지면 폐포 안과 혈액의 가스 분압은 같아지고 폐포 주위에서 나가는 혈액=동맥혈의 가스 분압은 산소(P_aO_2)가 100Torr, 이산화탄소(P_aCO_2)가 40Torr이다. 이 동맥혈이 온몸으로 보내지게 된다.

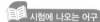

시험에 나오는 어구

혼합 정맥혈

상대정맥과 하대정맥과 관상 정맥의 혈액이 우심방에서 합류한 것을 말한다. 본문의 정맥혈의 가스분압은 혼합정맥혈의 가스분압이다.

키워드

압력차

두 혼합가스에 포함되는 가스의 분압 차이를 압력차(Pressure gradient)라고 한다. 물건이 높은 곳에서 낮은 곳으로 굴러가듯 이 분압이 높은 쪽에서 낮은 쪽으로 물질이 확산된다.

메모

가스 분압의 알파벳

'I'는 흡기(inspiratory)의 I, 'A'는 폐포(alveolar)의 A, 'a'는 동맥(arterial)의 a, 'V'는 정맥(venous)의 V이다.

폐포 안의 공기는 대기보다 산소분압이 낮다

대기를 흡입하면 기도나 폐에 남아 있던(호기로서 배출되고 있던) 공기와 섞인다. 따라서 폐포 내 공기는 대기보다 산소분압이 낮고 이산화탄소분압은 높다.

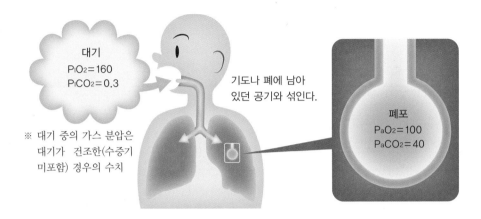

대기
$P_IO_2 = 160$
$P_ICO_2 = 0.3$

기도나 폐에 남아 있던 공기와 섞인다.

폐포
$P_AO_2 = 100$
$P_ACO_2 = 40$

※ 대기 중의 가스 분압은 대기가 건조한(수증기 미포함) 경우의 수치

폐포에서 하는 가스 교환의 구조

폐포를 둘러싼 모세혈관으로 보내온 정맥혈(혼합정맥혈)과 폐포 내 공기 사이의 압력차에 의해 확산이 일어난다.

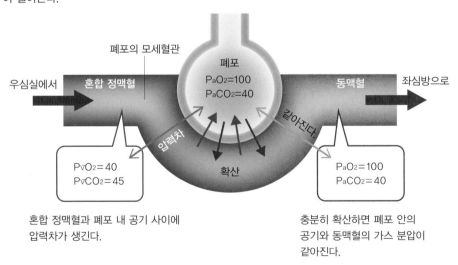

폐포의 모세혈관

우심실에서   혼합 정맥혈

폐포
$P_AO_2 = 100$
$P_ACO_2 = 40$

동맥혈   좌심방으로

압력차   확산   같아진다.

$P_vO_2 = 40$
$P_vCO_2 = 45$

$P_aO_2 = 100$
$P_aCO_2 = 40$

혼합 정맥혈과 폐포 내 공기 사이에 압력차가 생긴다.

충분히 확산하면 폐포 안의 공기와 동맥혈의 가스 분압이 같아진다.

내호흡: 혈액과 세포 사이에서 이뤄지는 가스 교환

POINT
- 조직의 세포와 동맥혈 사이의 압력차로 확산이 일어난다.
- 확산 결과 세포 내와 정맥혈의 가스 분압은 같아진다.
- 정맥혈의 O_2 분압은 40Torr, CO_2 분압은 45Torr이다.

모세혈관의 혈액과 세포 내 압력차로 확산된다

혈액과 세포 사이에서 행해지는 가스 교환인 내호흡은 확산(P.14 참조)에 의해 이뤄진다. 동맥을 거쳐 모세혈관에 의해 온몸 조직의 세포까지 전해진 동맥혈의 가스 분압은 산소(P_aO_2)가 100Torr, 이산화탄소(P_aCO_2)가 40Torr이다. 한편 조직의 세포 내의 산소분압(P_tO_2)은 40Torr, 이산화탄소분압(P_tCO_2)은 45Torr이다. 따라서 온몸의 조직에서 산소는 '모세혈관 내 혈액>조직의 세포 내', 이산화탄소는 '모세혈관 내 혈액<조직의 세포 내'라고 하는 압력차가 생긴다. 그리고 이 압력차에 의해서 확산이 일어나 산소는 혈액에서 세포 내로 이동하고 이산화탄소는 세포 내에서 혈액으로 이동한다. 여기서 가스 교환이 충분히 일어나면 혈액과 세포 내 산소와 이산화탄소의 분압이 같아져 모세혈관에서 정맥으로 나가는 혈액 = 정맥혈의 산소분압(P_vO_2)은 40Torr, 이산화탄소 분압(P_vCO_2)은 45Torr가 된다.

정맥혈의 가스 분압은 균일하지 않다

내호흡을 한 후 정맥혈이 온몸의 어느 조직에서나 'P_vO_2=40Torr, P_vCO_2=45Torr'가 된다고는 할 수 없다. 때와 장소에 따라 산소 수요와 이산화탄소 배출량이 다르므로 실제 수치는 변동한다. 그리고 최종적으로 상대정맥과 하대정맥, 관상정맥에 의해 우심방에 합류한 다음 우심실에서 폐동맥으로 흐르는 정맥혈을 혼합 정맥혈이라고 하는데, 그 가스분압은 대략 'P_vO_2=40Torr, P_vCO_2=45Torr'가 된다.

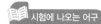
시험에 나오는 어구

관상정맥
관정맥이라고도 한다. 심장에 영양을 공급하는 관상동맥에서 모세혈관을 거쳐 흘러내린 정맥혈을 우심방으로 되돌리는 혈관이 관상정맥이다.

메모

가스 분압의 알파벳
t는 조직(tissue)의 t이다.

조직에서 이뤄지는 가스 교환의 구조

조직의 모세혈관으로 보내온 동맥혈과 세포 내 사이의 압력차로 인해 확산이 일어난다.

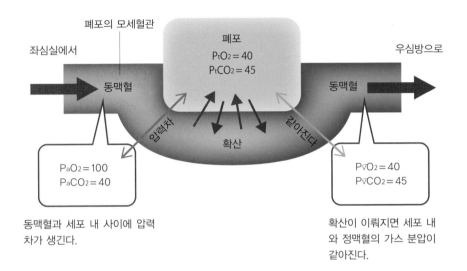

폐포의 모세혈관

좌심실에서

폐포
$PtO_2 = 40$
$PtCO_2 = 45$

우심방으로

동맥혈

동맥혈

압력차

확산

같아진다

$PaO_2 = 100$
$PaCO_2 = 40$

$PvO_2 = 40$
$PvCO_2 = 45$

동맥혈과 세포 내 사이에 압력
차가 생긴다.

확산이 이뤄지면 세포 내
와 정맥혈의 가스 분압이
같아진다.

혼합 정맥혈

조직의 활동 정도에 따라 정맥혈의 가스분압도 달라진다. 따라서 온몸 정맥혈의 가스 분압은 균일하지
않지만, 그 모든 것이 모인 혼합 정맥혈은 가스 분압이 그 평균값이 된다.

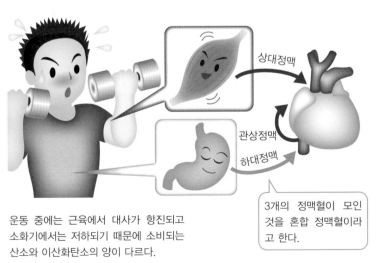

상대정맥

관상정맥

하대정맥

운동 중에는 근육에서 대사가 항진되고
소화기에서는 저하되기 때문에 소비되는
산소와 이산화탄소의 양이 다르다.

3개의 정맥혈이 모인
것을 혼합 정맥혈이라
고 한다.

산소해리곡선

POINT
- 산소분압이 높은 곳에서는 헤모글로빈이 산소와 잘 결합한다.
- 산소분압이 낮아지면 헤모글로빈은 적극적으로 산소를 내놓는다.
- 조직의 대사가 항진하면 산소해리곡선은 오른쪽으로 이동한다.

산소분압에서 몇 %의 헤모글로빈이 산소와 결합하는가?

폐에서 흡입한 산소는 적혈구의 헤모글로빈(Hb)과 결합해 온몸으로 운반된다. 헤모글로빈은 산소가 많이 있는 곳에서는 바로 산소와 붙고 산소가 적은 곳에서는 산소를 내놓는 성질이 있다. 그 성질을 나타낸 것이 다음 페이지의 위 그림이다.

예를 들어, 산소분압이 75~100Torr 정도 되는 곳에서는 헤모글로빈의 산소포화도(헤모글로빈의 몇 %가 산소와 결합하는가?=SO_2)가 95% 이상으로 유지된다. 이것은 산소가 많이 있는 곳에서는 주위의 산소분압이 다소 내려가도 헤모글로빈은 거의 산소를 내놓지 않는다는 것을 의미한다. 반면, 산소분압이 60Torr 이하가 되면 곡선의 기울기가 급해진다. 이것은 이 정도로 산소분압이 낮아진 곳에서는 주위 산소분압이 조금이라도 내려가면 헤모글로빈이 적극적으로 산소를 내놓는다는 것을 보여 준다. 산소분압이 낮은 몸의 조직에 도달한 혈액 속의 헤모글로빈이 산소를 방출해 주는 것은 이러한 성질이 있기 때문이다.

대사가 활발해지면 곡선이 오른쪽으로 이동한다

산소해리곡선은 조직에서 대사가 활발하게 이뤄지면 전체가 오른쪽으로 이동한다. 이것을 우측 이동이라고 한다. 우측 이동의 의미는 같은 산소분압이라도 전보다 많은 헤모글로빈이 산소를 놓아 주게 된다는 것이다.

우측 이동은 pH의 저하, 온도의 상승, 이산화탄소의 상승, 2,3-DPG(적혈구 내 해당계의 중간 산물)의 상승일 때 일어난다.

시험에 나오는 어구

헤모글로빈
적혈구 안에 있는 빨간 색소를 말한다. 산소와 잘 결합하고 폐에서 흡입한 산소를 온몸으로 운반한다.

산소해리곡선
산소 분압 때 헤모글로빈의 몇 %가 산소와 결합하는지를 나타내는 곡선을 말한다.

산소해리곡선의 우측 이동
pH의 저하, 이산화탄소의 상승 등 대사가 활발한 상태가 되면 산소해리곡선이 오른쪽으로 이동하는 것을 말한다.

키워드

2, 3-DPG
2,3-디스포스포글리세레이트. 적혈구 안에서 이뤄지는 해당계 도중에 생기는 물질을 말한다. 저산소 상태에 놓이면 증가한다.

메모

좌측 이동도 있다
산소해리곡선은 pH 상승이나 CO_2의 저하, 저체온 등의 조건일 때 왼쪽으로 이동한다. 산소분압이 같은 곳에서도 Hb는 전보다 산소를 내놓기 어려운 상태가 된다.

산소해리곡선

산소해리곡선은 어떤 산소분압 장소에서 몇 %의 헤모글로빈이 산소와 결합해 있는지 보여 주는 것이다. 산소분압이 40Torr일 때는 75%, 100Torr일 때는 98%이다. 산소분압이 60Torr 이하가 되면 조금만 저하돼도 헤모글로빈이 산소를 내놓기 쉽다.

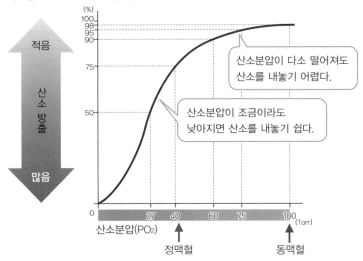

대사가 항진하면 산소해리곡선은 우측 이동한다

대사가 항진하고 pH 저하 등이 일어나면 산소해리곡선은 오른쪽으로 옮겨져 보다 조직에 산소를 제공하게 된다.

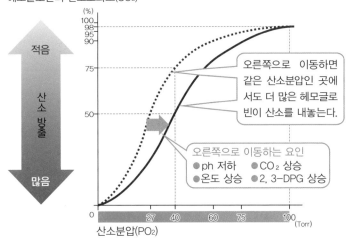

환기와 혈류의 균형

- 외호흡은 환기량과 모세혈관의 혈류 균형이 중요하다.
- 정상적으로 환기 혈류비는 0.8~1.2 정도 된다.
- 환기 혈류비 불균등은 저산소혈증의 중요한 요인이 된다.

폐포 환기량과 모세혈관 혈류량의 비율이 중요

외호흡의 경우 폐포 내 공기와 주위 모세혈관 내 혈액과의 사이에서 효율적으로 가스 교환이 이뤄지기 위해서는 환기가 잘 되고 폐포 내로 산소를 충분히 함유한 공기가 들어와 모세혈관에 적절한 양의 혈액이 흘러들어와야 한다. 단위 시간당 폐포 환기량(V_A)과 모세혈관 혈류량(Q)의 비(V_A/Q)를 환기 혈류비라고 하는데, 이 균형이 중요하다.

정상적인 폐 전체의 V_A/는 0.8~1.2 정도로 알려져 있다. 하지만 환기 혈류비가 폐의 어느 부분이나 균일한 것은 아니다. 예를 들어 몸을 일으킨 자세의 경우 폐포나 혈액이 중력의 영향을 받기 때문에 상부 폐 첨부가 크고 하부 폐 저부가 작아진다.

환기 혈류비 불균등이 저산소혈증 요인

어떤 질병으로 폐 어딘가에서 폐포 환기량과 모세혈관 혈류량 중 하나가 떨어지면 그 부분의 환기 혈류비가 정상 범위를 벗어나게 된다. 만일 폐 어딘가에서 그런 문제가 생겨도 정상적인 폐포가 그만큼 커버해 준다면 폐 전체의 환기 효율이 떨어지지 않겠지만, 그렇게 되지는 않는다. 오히려 정상적인 폐포의 환기량이나 혈류량에 영향을 미쳐 정상적인 폐포의 환기 혈류비 균형도 깨지기 때문에 충분하고 효율적인 외호흡을 할 수 없게 돼 버린다(다음 페이지의 아래 그림). 이처럼 폐 위치에 따라 환기혈류비에 차이가 나는 상태를 환기 혈류비 불균등이라고 하는데, 이는 가스 교환의 효율이 떨어져 저산소혈증을 일으키는 요인이 된다.

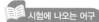

시험에 나오는 어구

환기 혈류비
단위 시간당 환기량을 혈류량으로 나눈 것을 말한다. 정상은 0.8~1.2 정도가 된다.

환기 혈류비 불균등
폐의 위치에 따라 환기혈류비에 차이가 있는 것을 말한다. 가스 교환의 효율을 떨어뜨려 저산소혈증의 요인이 된다.

키워드

폐포 환기량
폐포에 들어와 가스 교환에 사용되는 공기의 양을 말한다.

환기량과 혈류량의 균형이 중요

폐포에서 가스 교환이 효율적으로 이뤄지기 위해서는 폐포 내 환기량과 폐포를 둘러싼 모세혈관의 혈류량의 균형이 잡혀 있어야 한다. 환기량이 충분해도 모세혈관의 혈류가 나쁘면 유량이 감소해 가스 교환 효율이 떨어진다. 혈액이 충분하고 환기량이 나쁜 경우도 마찬가지이다.

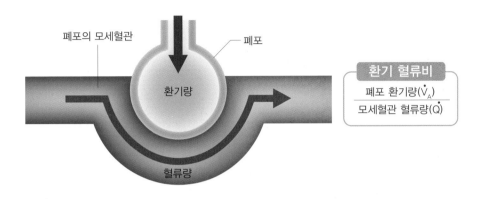

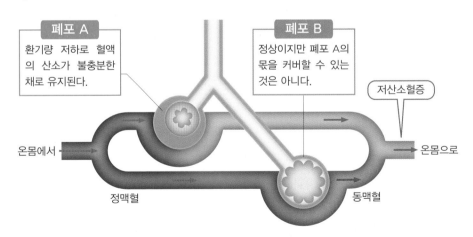

환기 혈류비 불균등 영향의 예

폐의 위치에 따라 환기 혈류비에 격차가 생기는 것을 환기 혈류비 불균등이라고 하는데, 이는 저산소혈증의 요인이 된다.

폐포 A에서 넘친 공기가 폐포 B에 들어가 환기량이 늘어나지만, 혈류의 변화는 없고 흡입할 수 있는 산소도 늘어나지 않기 때문에 저산소혈증이 된다.

호흡중추와 그 작용

POINT
- 연수의 호흡중추가 기본적인 호흡 리듬을 만든다.
- 신전 수용기나 근방추에서 보내오는 정보로 호흡근에 지령을 내린다.
- 화학 수용기로부터 정보가 전해지면 호흡이 촉진된다.

연수의 호흡중추가 호흡을 조절한다

호흡은 심박이나 혈압 등과 마찬가지로 살아가는 데 필수적인 생명 활동이므로 멈춰버리면 곤란하다. 그 때문에 숨을 들이쉬고 내쉬는 기본적인 호흡 리듬은 무의식적으로 이뤄지도록 설정돼 있다. 이 기본적인 호흡 리듬을 만들어 내는 것이 연수에 있는 호흡중추이다.

호흡중추는 여러 곳에서 보내오는 호흡 관련 정보를 포착하면 반사를 일으켜 호흡을 조절하는 지령을 내린다.

연수에 보내오는 호흡 상황 정보

호흡중추에는 기도와 폐가 움직이는 모습의 정보가 전해진다. 기관지의 평활근 등에 있는 신전수용체가 들숨에 의해 기도나 폐가 늘어난 것을 감지하고 외늑간근 안에 있는 근방추가 근육의 수축(즉 흉곽의 확장)을 감지하면 그러한 정보가 호흡중추에 전해진다. 그러면 반사가 일어나 호흡중추가 숨을 들이쉬는 동작을 멈추고 그 결과 날숨이 일어난다.

호흡중추에는 혈액에 산소와 이산화탄소가 얼마나 있는지와 같은 화학적인 정보도 전해진다. 그 정보를 포착하는 것은 대동맥 등에 있는 화학수용체이다. 대동맥 소체나 경동맥 소체는 혈중 산소의 저하를 포착하고 연수에 있는 중추화학 수용야는 혈중 이산화탄소의 상승이나 pH의 저하(산성으로 기울어짐)를 포착해 그 정보를 호흡중추에 전달한다. 그러면 호흡중추에서 호흡근으로 호흡 운동을 촉진하라는 지령이 내려져 호흡이 촉진된다.

시험에 나오는 어구

호흡중추
연수에 있다. 신전수용기나 화학수용기에서 보내오는 정보를 받아 호흡 운동을 조절한다.

신전수용체
그 부위가 연장된 것을 감지하는 센서를 말한다. 기관지 등에 있으며 들숨으로 기관지나 폐가 연장된 것을 감지한다.

근방추
골격근 안에 있는 힘줄의 신축을 감지하는 센서를 말한다.

화학수용체
혈중 산소와 이산화탄소 농도, pH 등을 감지하는 센서를 말한다. 대동맥이나 경동맥 등에 있다.

키워드

연수
대뇌와 척수를 잇는 뇌간(중뇌, 다리, 연수)의 일부로, 뇌간의 맨 아래 부분에 있다.

반사
의지와 관계없이 어떤 자극에 대해 기계적으로 일어나는 반응을 말한다.

신전수용체에서 보내오는 정보로 호흡을 조절

연수의 호흡중추는 기본적인 호흡 리듬을 만들어 낼 뿐만 아니라 말초로부터의 다양한 정보에 의해 호흡을 조절한다.

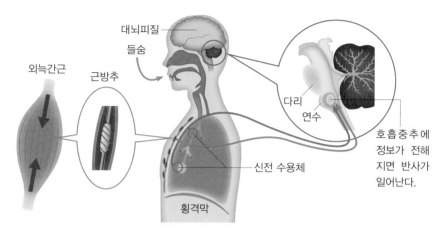

숨을 들이쉴 때 흉곽이나 폐가 넓어지면 신전수용체나 근방추로부터 그 정보가 호흡중추로
전송된다. 그러면 반사가 일어나 들숨을 위한 호흡근의 움직임이 멈추고 숨을 내쉬게 된다.

화학수용체에서 보낸 정보로 호흡을 촉진

대동맥 등에는 산소와 이산화탄소 농도와 pH를 감지하는 화학수용체가 있다. 이로부터 연수의 호흡중추에 산소 저하 등의 정보가 전해지면 호흡을 촉진하는 지령을 내린다.

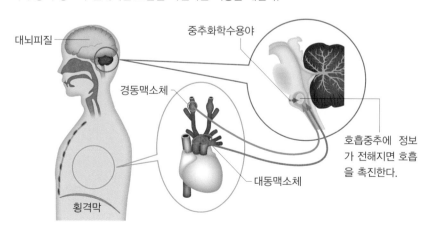

경동맥이나 대동맥 등에 있는 화학수용체로부터 산소 저하나 이산화탄소 상승 등의 정보가
전해지면 호흡중추에서 호흡근에 움직이라는 지령이 내려지고 호흡이 촉진된다.

73

호흡을 자신의 의지로 조절하는 기전

● 호흡은 자신의 의지로 조절할 수도 있다.
● 대뇌피질에서 보내는 지령에 따라 숨을 멈추거나 빨리 쉬기도 한다.
● 호흡근은 자신의 의지로 움직일 수 있는 골격근이다.

호흡은 대뇌피질의 지시로도 조절할 수 있다

앞에서 살펴본 것처럼 호흡 운동은 기본적으로는 자동으로 이뤄지는 구조로 돼 있다. 그 때문에 무언가에 집중하고 있을 때 호흡을 의식할 필요가 없고 수면 중에도 호흡이 멎을까 염려하지 않아도 된다. 한편 뭔가를 삼키거나 말할 때나 수영할 때도 자신의 의지로 숨을 멈출 수도 있고 깊이와 속도 등을 바꿀 수도 있다. 그 이유는 호흡이 연수의 호흡중추뿐만 아니라 대뇌피질의 지령으로도 제어할 수 있는 구조로 돼 있기 때문이다.

예를 들어, 수영을 한다면 물속에서는 숨을 멈췄다가 숨쉬기 동작 타이밍에 맞춰 숨을 내쉬고 들이마셔야 한다. 이러한 동작의 지령은 대뇌피질의 운동야에서 내려지고 연수의 호흡중추를 거쳐 횡격막이나 늑간근 같은 호흡근에 전달된다. 이처럼 호흡을 자신의 의지에 따라 조절할 수 있는 이유는 호흡근이 손발의 근육과 같은 골격근(수의근, 맘대로근)이기 때문이다.

호흡으로 자율신경을 조절할 수 있다

심호흡은 자율신경에 좋은 영향을 주는 것으로 보고 있다. 자율신경은 맥박이나 혈압 등 생명 유지에 필요한 기능을 자동으로 조절하는 신경으로, 본래 자신의 의지로 조절할 수 없다. 하지만 복식호흡으로 심호흡을 반복하면 스트레스로 항진된 교감신경을 가라앉히고 부교감신경을 자극해 몸을 편안한 상태로 이끌 수 있다.

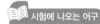

시험에 나오는 어구

대뇌피질
대뇌 표면의 신경세포가 모여 있는 부분을 말한다. 감각이나 운동, 사고 등 정신 활동의 중추이다.

키워드

골격근
몸을 움직이기 위한 근육을 말한다. 의지에 따라 움직일 수 있는 근육이라 수의근(맘대로근)이라고 한다. 또한 현미경으로 보면 가로줄 무늬가 보인다고 해서 가로무늬근이라고도 한다.

대뇌피질에서 보내오는 지령으로 호흡을 조절

호흡은 보통 자동으로 이뤄지지만, 필요할 때는 자신의 의지로 멈출 수도 있고 빠르게 하거나 심호흡을 할 수도 있다.

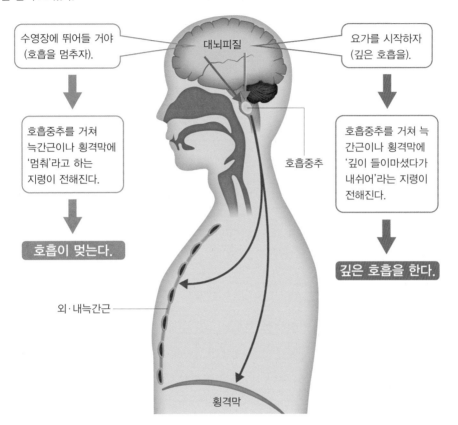

수영장에 뛰어들 거야
(호흡을 멈추자).

대뇌피질

요가를 시작하자
(깊은 호흡을).

호흡중추를 거쳐
늑간근이나 횡격막에
'멈춰'라고 하는
지령이 전해진다.

호흡중추

호흡중추를 거쳐 늑
간근이나 횡격막에
'깊이 들이마셨다가
내쉬어'라는 지령이
전해진다.

호흡이 멎는다.

깊은 호흡을 한다.

외·내늑간근

횡격막

호흡을 자유자재로 조종할 수 있어 노래가 가능한 것

우리가 하는 말은 성대를 지나는 공기의 양과 강도를 조절하고 목과 입, 혀 등을 움직이면 나오게 돼 있다. 하지만 노래를 부르려면 목소리 음량의 크기와 음량의 높낮이, 소리의 질도 조절해야 한다. 이런 의미에서 노래를 잘하는 사람의 호흡에 주목해 보는 것도 흥미로울 듯하다.

노랫소리에는 여러 소리를 동시에 발생시키는 신기한 가창법이 있다. 잘 알려진 것으로는 몽골 전통소리인 '흐미(창법)'가 있는데, 이누이트나 아이누 등의 민족에게도 이와 비슷한 가창법이 있다(또는 있었다)고 한다. 그런 방식을 배음 창법(Throat singing, 배음을 이용해 낮은 목소리와 높은 목소리를 동시에 내는 가창법−옮긴이)이라고도 하는데, 나라나 민족 등에 따라 방법은 다소 다르기는 하지만, 혀를 말아 목을 막거나 혀를 위턱에 붙여서 베이스가 되는 소리와 2배 주파수 소리(배음)를 내는 일이 많다. 배음 창법, 말만 들어도 어렵게 느껴질 것이다.

운동 시의 호흡 조절

POINT
- 근육과 관절 센서의 정보가 호흡중추를 자극한다.
- 운동에 의한 O_2 저하나 CO_2 상승이 호흡중추를 자극한다.
- 대사항진이나 젖산 증가로 인한 pH 저하가 호흡중추를 자극한다.

운동을 시작하기만 해도 숨이 찬다

운동을 하면 호흡이 빨라진다. 이것은 운동에 필요한 산소를 충분히 공급하기 위한 반응인데, 어떤 메커니즘이 작용하는 것일까?

운동을 시작하면 금방 숨이 차오른다. 이것은 운동에 의해 근육이 수축하고 관절의 움직임이 호흡중추를 자극하기 때문이다. 근육에는 근육의 신축을 감지하는 근방추가 있고 관절에는 관절의 움직임을 감지하는 골지건 기관이라는 센서가 있다. 이 센서들이 운동의 시작을 감지하면 그 정보가 호흡중추에 전달되고 산소 수요 증가에 대비해 호흡 운동이 촉진된다.

운동으로 혈중산소 등이 변화하면 호흡이 촉진된다

운동을 시작한 직후에는 아직 온몸을 순환하는 혈액에 산소가 충분히 들어 있으므로 이것을 근육에 공급함으로써 수요를 충족시킬 수 있지만, 운동을 계속하면 그것만으로는 산소가 부족해진다. 혈중산소가 줄어들고 이산화탄소가 상승하면 이를 경동맥이나 대동맥 등에 있는 화학수용체(P.72 참조)가 포착하고 그 정보가 호흡중추에 전해지면 호흡중추에서 호흡 운동을 촉진하는 지령이 내려지기 때문에 호흡이 빠르고 깊어진다.

또한 운동에 의해 포도당 등 에너지원이 간에서 대사되기 시작하면 대사 과정에서 생기는 수소이온과 젖산이 증가해 혈액 pH가 저하한다. 이 pH의 저하도 화학수용체를 거쳐 호흡중추를 자극하고 호흡 운동을 촉진한다.

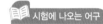

시험에 나오는 어구

골지 힘줄 기관
관절의 힘줄 부분에 있는 관절로, 움직임을 감지하는 센서가 있다.

키워드

젖산
무산소계 에너지 대사(혐기성 대사, 해당계)에 의해 생기는 물질 수소 이온을 방출하고 혈액의 pH를 내린다. 간에서 재합성하는 에너지원으로, 이로운 곳에 쓰인다.

운동하면 숨이 차오르는 이유는?

근육과 관절이 호흡중추를 자극하면 추가 산소 수요 증가에 대비해 호흡이 거칠어지기 시작하기 때문이다.

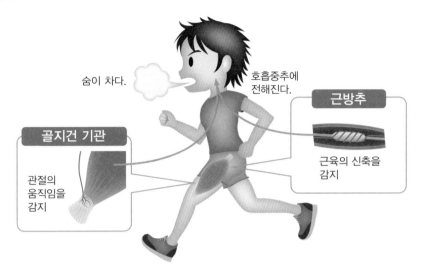

숨이 차다.

호흡중추에
전해진다.

근방추

근육의 신축을
감지

골지건 기관

관절의
움직임을
감지

운동에 의한 혈중 가스의 변화로 호흡 촉진

운동을 계속해 혈중 산소 등에 변화가 생기면 이를 화학수용체가 감지해 호흡중추를 자극하기 때문에 호흡이 촉진된다.

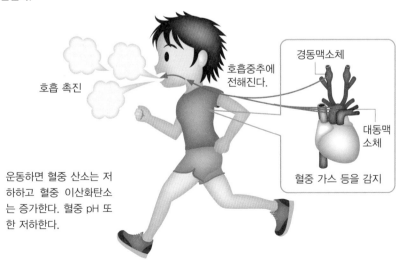

호흡 촉진

호흡중추에
전해진다.

경동맥소체

대동맥
소체

혈중 가스 등을 감지

운동하면 혈중 산소는 저
하하고 혈중 이산화탄소
는 증가한다. 혈중 pH 또
한 저하한다.

기관지의 확장과 수축

POINT
● 기관지 벽의 평활근은 자율신경의 지배를 받는다.
● 교감신경은 기관지를 확장한다.
● 부교감신경은 기관지를 수축시킨다.

교감신경은 기관지를 확장한다

기관과 기관지의 벽에는 평활근이 있다(P.36, 38 참조). 특히 기관지에는 점막 아래에 평활근 층이 있는데, 이것이 필요에 따라 관의 내강을 넓히기도 하고 좁히기도 한다. 이 기관지의 확장과 수축은 자율신경인 교감신경과 부교감신경이 조절한다.

교감신경은 몸을 활발한 상태로 조절하는 신경이다. 기관이나 기관지에는 교감신경의 신경섬유가 직접 연결돼 있는 것이 아니라 교감신경의 말단에서 나오는 노르아드레날린이나 교감신경의 작용으로 부신에서 분비되는 아드레날린이 혈액을 타고 기도에 도달하고 거기서 교감신경으로서의 작용을 발휘하는 구조로 돼 있다.

교감신경은 기관지의 평활근을 이완하고 내강을 확장한다. 활발하게 활동하려면 충분한 산소가 필요하므로 기도를 넓혀 환기량을 늘리려는 것이다.

부교감신경은 기관지를 수축시킨다

부교감신경은 몸을 편안한 상태로 조절하는 신경이다. 기관지에는 부교감신경 작용을 하는 미주신경이 연결돼 있는데, 이것이 작용한다. 부교감신경은 기관지의 평활근을 수축시켜 내강을 좁힌다. 또한 기관지 내의 점액 분비를 촉진하는 역할도 한다. 휴식을 취할 때는 대량의 환기가 필요 없어 기도에 침입하는 이물질 제거에 주력한다고 생각할 수 있다. 하지만 이 작용 때문에 기관지가 좁아져 숨쉬기 힘들어지는 천식(P.172 참조)은 편히 쉬는 밤에 발작이 많은 경향이 있다.

시험에 나오는 어구

교감신경
자신의 의지와 상관없이 몸의 기능을 조절하는 자율신경 중 몸을 활발한 상태로 만드는 신경을 말한다. 기관지에 대해서는 확장하는 작용을 한다.

부교감신경
자신의 의지와 상관없이 몸의 기능을 조절하는 자율신경 중 몸을 편안한 상태로 만드는 신경을 말한다. 기관지에 대해서는 수축시켜 점막 분비를 늘리는 작용을 한다.

미주신경
뇌신경(뇌에서 나오는 말초신경) 중 하나로, 흉부·복부 내장의 대부분을 지배한다. 뇌에서 나와 가지가 복잡하게 주행하다가 하행에서 상행으로 바뀌는 것도 있어 정해진 통로 이외의 길로 달리는(미주하는) 것처럼 보인다.

키워드

**노르아드레날린,
아드레날린**
모두 몸을 활발하고 흥분 상태로 만드는 호르몬을 말한다. 노르아드레날린은 교감신경의 말단에서 나온다. 아드레날린은 교감신경의 작용으로 부신에서 분비된다.

교감신경의 기관지에 대한 작용

몸을 활발한 상태로 만드는 교감신경은 기관지를 확장시키는 작용을 한다.

기관지 단면

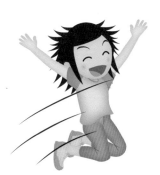

확장

평활근
이완

교감신경은 몸을 활발한 상태로
만드는 신경

기관지 벽의 평활근을 이완시켜
기관지를 확장한다. 활동에 필요
한 환기량을 확보할 수 있다.

부교감신경의 기관지에 대한 작용

몸을 이완 상태로 만드는 부교감신경은 기관지를 수축시켜 점액 분비를 늘리는 작용을 한다.

기관지 단면

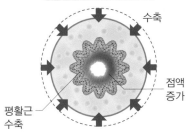

수축

점액
증가

평활근
수축

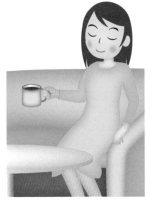

부교감신경은 몸을 편안한
상태로 만들어 준다.

기관지 벽의 평활근을 수축
시켜 기관지를 수축하거나
점액 분비를 늘린다. 천식은
편안한 야간에 발작을 일으
키기 쉽다.

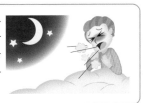

체위나 자세에 따른 호흡의 변화

POINT

- 좌심부전이 있는 경우, 누우면 괴로워 기좌호흡을 한다.
- 상반신을 앞으로 많이 구부리거나 새우등 자세로는 호흡이 불충분해진다.
- 바로 누운 자세로 잠을 자면 혀뿌리가 밑으로 쳐져 무호흡증이 생길 수도 있다.

상체를 일으켜야 호흡을 편안하게 할 수 있다

극도로 비만한 사람이나 임신 후기에 접어든 사람의 경우, 누워 자는 자세보다 몸을 일으켜야 호흡하기 편하다. 몸을 일으키면 횡격막이나 복부 내장이 중력에 의해 내려가 흉곽이 넓어지기 때문이다.

심장질환이나 천식, 폐렴이 있는 경우에도 몸을 일으키는 쪽이 호흡하기 편하다. 특히, 좌심실의 기능이 저하되는 좌심부전이 있으면 누우라고 지시해도 누워 있으면 괴로워 일어나 버린다. 이를 기좌호흡(P.98 참조)이라고 한다. 누운 자세가 되면 하체에서 우심방으로 돌아오는 혈액이 늘어나고 그것이 폐로 보내져 폐의 혈류량이 증가한다. 하지만 좌심실에 문제가 있어 혈액이 막히고 폐가 울혈돼 가스 교환을 충분히 할 수 없게 된다. 몸을 일으키면 이 상태가 완화돼 호흡하기 편해지는 것이다.

심한 새우등은 호흡에 영향을 준다

스마트폰 등을 사용하고 있을 때는 머리가 앞으로 기울고 등이 둥글게 돼 양쪽 어깨와 팔이 앞으로 돌출된 자세를 취하기 쉽다. 이 자세라면 흉곽이 좁아져 횡격막이나 늑간근도 움직이기 어려워지기 때문에 호흡이 얕아진다. 장시간 그 자세로 있으면 몸의 상태에도 영향을 미칠 수 있다.

수면 중에 코를 골거나 무호흡증이 있는 사람은 잠들어 목 근육이 이완되고 혀뿌리(설근)가 밑으로 쳐지게 돼(혀뿌리의 침하) 기도를 막을지도 모른다(P.180 참조). 인두의 구조상 혀뿌리의 침하는 위를 향해 누웠을 때 일어나기 쉬운 현상이다.

기좌호흡은 좌심부전의 증상 중 하나

자는 자세보다 몸을 일으키는 편이 호흡하기 편하기 때문에 몸을 일으키는 것이 기좌호흡이다. 좌심부전의 특징적인 현상이다.

호흡의 기전

체위나 자세에 따른 호흡의 변화

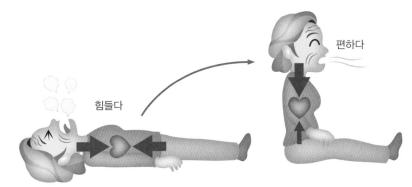

힘들다

편하다

누운 자세는 하체로부터의 혈액 환류가 증가한다. 폐로 가는 혈류도 증가하지만, 좌심부전으로 혈액이 폐정맥이나 폐에서 정체해 울혈한다.

상체를 일으키면 하체에서 보내오는 혈액순환이 줄어들기 때문에 폐의 울혈이 줄어 호흡이 편해진다.

호흡에 영향을 미치는 체위나 자세

일상생활 중에도 체위나 자세를 바꾸면 호흡 상태가 달라질 수 있다.

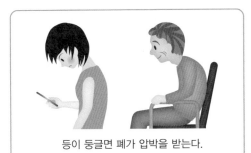

등이 둥글면 폐가 압박을 받는다.

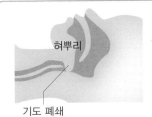

혀뿌리

기도 폐쇄

바로 누운 자세로 자면 혀뿌리가 밑으로 처져 기도를 막을 수 있다.

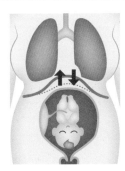

임신 후기에는 자궁에 의해 횡격막이나 폐가 들려 있다. 상체를 약간 일으키면 횡격막이 내려가고 숨쉬기가 편해진다.

호흡과 산염기평형

POINT

- 체액은 약알칼리성으로 유지돼야 한다.
- 체액의 pH는 체액의 완충계와 신장, 폐로 조절한다.
- 폐는 이산화탄소를 버림으로써 체액의 pH를 조절한다.

체액의 pH는 매우 좁은 범위로 유지된다

사람의 체액은 pH 7.35~7.45 정도의 약알칼리성으로 유지된다. 체액의 pH가 7.35 미만인 상태를 산혈증(acidemia), 7.45를 초과한 상태를 알칼리혈증(alkalemia)이라고 하는데, 그 상태가 되면 몸의 다양한 기능이 정상적으로 작동하지 않기 때문에 심하면 사망할 수도 있다. 이 때문에 몸에는 체액의 pH를 항상 정상 범위 내에서 조절하는 산염기평형 구조가 갖춰져 있다. 원래 몸은 다양한 대사로 인해 수소이온이 생겨 산성으로 기울어지기 쉬우므로 몸에는 수소이온을 없애거나 버리는 작용이 있다.

pH를 유지하기 위해서는 CO₂ 배출이 필수

체내에 생기는 대표적 대사산물이 포도당 등 에너지원을 대사한 결과로 생기는 이산화탄소이다. 이산화탄소는 물에 녹으면 다음 페이지의 아래 그림과 같이 탄산이 되고 다시 중탄산 이온과 수소이온으로 나뉘기 때문에 이산화탄소가 증가하면 체액이 산성으로 기울어진다. 체내에서 수소이온이 늘어나면 중탄산 이온이 이와 결합한 후 탄산이 돼(다음 페이지의 식 참조) 없애는데, 이를 완충계라고 한다. 신장은 여분의 수소이온을 버리고 완충계에 필요한 중탄산 이온을 재흡수함으로써 pH를 유지하는 것이다. 그리고 폐는 이산화탄소를 배출함으로써 체액의 pH를 유지하는 역할을 담당한다. 혈액의 이산화탄소 농도가 높아지면 호흡중추(P.72 참조)가 자극돼 호흡이 촉진되고 이산화탄소 배출량이 증가한다. 호흡을 통한 pH 조절은 초~분 단위로 신속하게 이뤄진다.

시험에 나오는 어구

산혈증(acidemia)
혈액 속의 산과 염기의 균형이 깨져 산이 지나치게 많아진 상태로, 체액의 pH가 7.35 미만인 상태를 말한다.

알칼리혈증(alkalemia)
체액의 pH가 7.45 이상으로 높은 상태를 말한다.

키워드

pH
수소이온 지수를 말한다. 용액 속 수소이온의 양을 나타내는 수치로, pH가 낮을수록 수소이온이 많다=산성이 강하다는 것을 나타낸다.

중탄산 이온
체액에 수소이온이 증가하면 이와 결합해 탄산(H₂CO₃)이 돼 수소이온을 없애는 완충계로 작용한다.

메모

아시도시스와 알칼로시스
pH를 낮추는 병적 상태를 아시도시스(acidosis, 산증), pH를 올리는 병적 상태를 알칼로시스(alkalosis, 알칼리증)라고 한다.

pH의 정상 범위와 산혈증, 알칼리혈증

체액의 pH는 항상 7.4 전후로 유지되고 있다. 정상 범위를 넘어 pH가 너무 낮은 상태를 산혈증, 너무 높은 상태를 알칼리혈증이라고 한다. 정상 범위를 넘으면 몸의 기능이 정상적으로 작동하지 않게 된다.

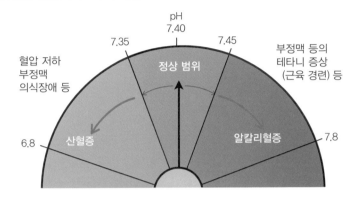

체내는 산성으로 기울어지기 쉽다

대사에 의해 생기는 이산화탄소는 체내에서는 아래 식처럼 물에 녹아 수소이온을 만든다. 체내에는 그 밖에도 젖산 등 수소이온을 내는 대사산물이 여러 개 있어 항상 산성으로 기울어지기 쉽다.

산염기평형 구조

체액의 pH를 정상적으로 유지하기 위한 구조가 산염기평형이다. 체내는 산성으로 기울어지기 쉬워 수소이온을 없애거나 버리는 구조가 갖춰져 있다.

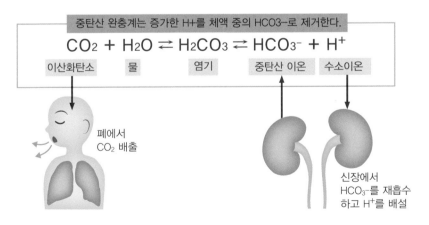

호흡법과 스포츠 결과

스포츠 종목이나 운동 강도에 따라 다르기는 하지만, 호흡 조절이 스포츠 퍼포먼스의 열쇠를 쥐고 있는 경우가 많다. 스포츠계에서는 이런 이유로 호흡법을 연구하고 있다.

예를 들어 달리기를 할 때 초보자의 경우에는 숨을 들이쉬는 데 열중하므로 숨이 차면 코를 사용하지 않고 입으로 숨을 쉬는 경향이 있다. 그런데 원래 호흡기 입구인 코로 숨을 쉬도록 하고 숨을 내쉬는 데 집중하는 것이 좋다. 숨을 제대로 내쉬면 의식하지 않아도 들숨이 이뤄져 폐 속 공기를 효율적으로 신선한 공기와 교체할 수 있기 때문이다. 수영할 때도 마찬가지이다. 수영할 때는 코로 호흡하는 것이 아니라 입으로 호흡하게 되는데, 숨을 쉴 때 숨을 들이쉰다는 의식을 하지 않고 숨을 확 내쉰다. 달릴 때는 두 번 들이마시고 두 번 내쉬거나 두 번 들이마시고 한 번 내쉬거나 세 걸음 또는 네 걸음 달리고 한 번 호흡하는 등 자신에게 맞는 호흡법을 찾는 것이 중요하다. 어떤 경우에도 호흡과 달리기 리듬이 분리돼서는 좋은 결과가 나올 수 없다.

뭔가에 집중하기 위해 호흡법을 활용하는 스포츠도 있다. 사격 등에서는 먼저 심호흡을 해서 마음을 진정시키고 얕은 호흡으로 조준을 맞추고 호흡을 멈추고 쏜 다음 숨을 깊게 내쉬고 나서 크게 들이마시는 호흡을 하는 것이 일반적이라고 한다. 쏘기 직전부터 호흡을 멈추는 것은 호흡 운동에 의해 상체가 움직이는 것을 피하기 위해서이다. 이러한 호흡법은 양궁이나 궁도 등에도 통한다.

근육 트레이닝을 할 때는 흉식호흡, 즉 힘을 줄 때 내쉬고 이완됐을 때 들이마시는 것이 기본이다. 숨을 제대로 내쉬면 그 동작에 의해 체간이 고정돼 좋은 자세를 유지할 수도 있다. 고수들 가운데는 무거운 부하를 가할 때 숨을 멈추는 방법을 취하는 경우가 있는데, 숨을 멈추고 힘을 주면 혈압이 올라가므로 초보자나 중·장년층은 주의해야 할 필요가 있다.

스트레칭을 할 때는 호흡을 멈추지 않고 자연스러운 호흡이나 약간 깊은 호흡을 계속하는 것이 좋다. 특히 정적 스트레칭을 하는 경우, 근육을 늘리는 데 맞춰 숨을 길게 내쉬도록 하면 스트레칭의 효과가 높아진다.

제4장

호흡기 증상

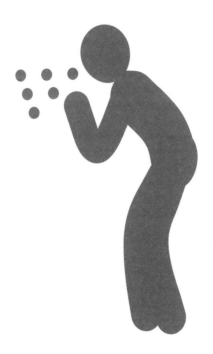

호흡 이상을 발견할 수 있는 관찰 포인트

POINT
- 본인이 호흡 상태를 의식하지 않을 때 관찰한다.
- 호흡에 따른 동작이나 소리, 얼굴이나 손 등 피부색을 관찰한다.
- 숨을 쉴 때 느끼는 자각 증상에 대해 자세히 묻는다.

남이 보고 있다는 것을 알면 호흡이 흐트러진다

호흡 상태를 관찰하는 기본적인 포인트는 호흡수, 리듬, 깊이이다. 호흡은 자신의 의지로도 조절할 수 있다(P.74 참조). 따라서 육안으로 호흡을 관찰할 때는 상대방이 눈치채지 않게 해야 한다. 운동 중이거나 수면 중일 때처럼 자신의 의지로 호흡을 멈추는 일이 없을 때는 흉부에 감은 벨트로 흉곽의 확장과 수축을 측정하는 측정기를 사용하기도 한다. 최근에는 수면 중 호흡수를 측정할 수 있는 스마트 워치 등도 있어 편리하다.

호흡에 따른 소리 정보도 중요하다. 코골이나 쉰 목소리, 천식 발작 시의 쌕쌕거리는 소리처럼 그냥 들리는 소리도 있지만, 청진기로 들어야 들리는 소리도 있다.

호흡하는 방법, 안색이나 입술 색깔도 잘 관찰한다

호흡하고 있을 때의 동작이나 몸의 움직임도 관찰해야 한다. 어깨로 숨을 쉬고 있거나 숨을 들이쉴 때 목이나 명치 등이 움푹 들어가는 등의 모습은 호흡이 충분히 이뤄지지 않고 있다는 징후이다.

또한 얼굴, 입술, 손가락 등의 색깔도 중요한 관찰 포인트이다. 산소를 운반하는 헤모글로빈(P.68 참조)은 산소를 놓아 주면 암적색이 되기 때문에 안색 등이 좋지 않을 때는 산소를 충분히 수용하지 못할 가능성이 있다.

자각 증상도 중요하다. 숨이 차다, 숨쉬기가 힘들다, 숨을 들이쉴 수 없거나 내쉴 수 없다, 가슴이 아프다 등의 증상을 잘 듣고 본인이 호소하는 것을 잘 수용하는 것도 중요하다.

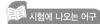
시험에 나오는 어구

호흡수
1분간의 호흡 횟수로, 성인은 평균 12~18회 정도 숨을 쉰다.

메모

자각 증상은 본인이 호소하는 그대로 수용한다
'괴롭다', '아프다'와 같은 자각 증상은 본인이 호소하는 그대로 받아들여야 한다. 호소를 다른 표현으로 바꿔버리면 실태를 정확하게 파악하기 어렵기 때문이다.

호흡을 관찰할 때는 상대방이 눈치채지 못하게

호흡은 자신의 의지대로 조절할 수 있다. 그 때문에 "호흡수를 세겠다"라고 하면 상대가 의식하게 되므로 자연스러운 호흡을 관찰할 수 없다.

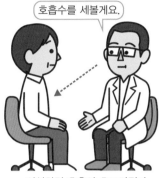

의식하면 호흡이 흐트러진다.

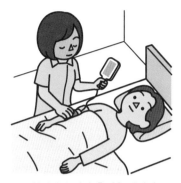

혈압이나 맥박 측정을 하면서
호흡을 관찰할 수도 있다.

호흡에 관한 관찰 포인트

호흡 상태를 알아보기 위해서는 호흡수나 호흡 리듬 외에 호흡에 대한 자각 증상이나 안색, 숨소리 등도 관찰한다.

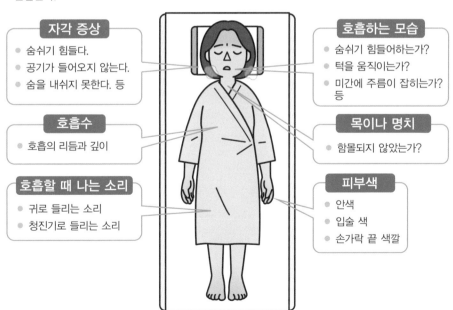

자각 증상
- 숨쉬기 힘들다.
- 공기가 들어오지 않는다.
- 숨을 내쉬지 못한다. 등

호흡수
- 호흡의 리듬과 깊이

호흡할 때 나는 소리
- 귀로 들리는 소리
- 청진기로 들리는 소리

호흡하는 모습
- 숨쉬기 힘들어하는가?
- 턱을 움직이는가?
- 미간에 주름이 잡히는가? 등

목이나 명치
- 함몰되지 않았는가?

피부색
- 안색
- 입술 색
- 손가락 끝 색깔

재채기의 기전

POINT
- 재채기는 비강의 이물질을 날려버리기 위한 반응이다.
- 코점막에 대한 자극이 연수에 전달돼 재채기 반사가 일어난다.
- 재채기로 나오는 비말은 3~5m 이상 흩날린다.

코점막에 대한 자극이 재채기를 일으킨다

재채기는 어린아이부터 고령자까지 누구에게나 일어날 수 있다. 꽃가루 알레르기가 있거나 감기에 걸렸을 때, 갑자기 추운 곳에 나왔을 때, 강한 빛이 눈에 들어왔을 때도 재채기가 나올 수 있다.

재채기는 비강의 이물질을 날려버리기 위한 반응이다(P.20 참조). 코점막이 어떤 자극을 받으면 그 정보가 연수에 전해지고 거기서 재채기 반사가 일어나 큰 들숨 후에 순간적으로 강한 날숨이 일어나는 것이 재채기이다. 코점막을 자극하는 것에는 점막의 염증이나 알레르기 반응, 공기 중의 먼지나 강한 냄새가 나는 물질, 향신료 같은 자극물, 추운 날씨 등이 있다. 또한 이끼 등으로 코점막을 자극해 인위적으로 재채기가 일어나게 할 수도 있다.

재채기가 나온다면 마스크 등으로 비말 비산을 막는다

재채기가 일단 나오기 시작하면 의식적으로 출력을 줄일 수는 있어도 중간에 멈출 수는 없다. 무슨 일을 하고 있든, 재채기가 나오는 순간에는 손이 멈추고 눈을 감을 수도 있기 때문에 자동차 운전 중이라면 매우 위험하다.

재채기할 때 입에서 나오는 비말은 3~5m 정도, 때로는 8m나 날아간다고 한다. 호흡기 감염증에 걸려서 침에 바이러스 등이 섞여 있으면 그것들도 비말에 섞여 흩날리므로 다른 사람에게 옮길 수도 있다. 재채기는 얼굴과 목, 목과 가슴, 복부 근육을 순간적으로 강하게 사용하므로 반복되면 체력이 소모되고 갈비뼈가 골절되거나 갑자기 허리를 일으키다가 삐끗할 수도 있다.

시험에 나오는 어구

비말
재채기나 기침을 할 때 또는 말을 할 때 입에서 튀어나오는 작은 물방울을 말한다. 구강 내에 세균이나 바이러스가 있으면 그것들도 비말에 섞여 흩날리므로 사람에게 병을 옮길 수 있다.

 키워드

비말 감염
바이러스 등 병원체가 포함된 비말을 흡입해 감염되는 일을 말한다. 호흡기 감염증 대부분이 비말 감염으로 확산한다.

재채기가 나오는 구조

재채기는 비강 내 이물질을 날려버리기 위한 반응이다. 점막에 이물질이나 향신료 등 자극이 가해지거나 염증이 생기면 그 정보가 연수에 전달돼 재채기가 나온다.

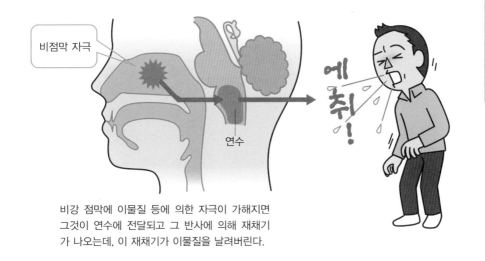

비강 점막에 이물질 등에 의한 자극이 가해지면 그것이 연수에 전달되고 그 반사에 의해 재채기가 나오는데, 이 재채기가 이물질을 날려버린다.

재채기의 비말은 몇 미터나 날아갈까?

비말은 지름 5μm를 넘는 것을 말한다. 세균이나 바이러스 등이 포함될 경우, 이를 비말핵이라고 하며 그 주위에 수분이 붙은 입자 모양으로 돼 있다. 비말핵은 수분을 함유하고 있기 때문에 무거워 언젠가는 떨어지지만, 수분이 증발해 입자가 작아진 경우나 비말핵만 남은 경우에는 가벼워져 오랫동안 공기 중을 떠다닐 수 있다.

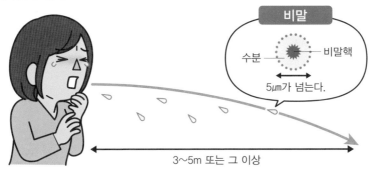

비말은 입에서 나오는 침방울. 안에 구강 내 세균이나 바이러스(비말핵)가 있으면 그것들도 비말에 섞여 흩날리므로 비말 감염의 원인이 된다.

기침의 기전

- 후두나 기관지 등에 있는 기침 수용기가 이물질 등을 감지한다.
- 연수의 기침 중추에서 기침반사가 일어나 기침이 나온다.
- 호흡기 감염증에서는 습성 기침을 하는 경우가 많다.

기침은 후두나 기관·기관지의 이물질을 밖으로 빼내기 위한 것

기침(해수)은 후두나 기관·기관지 내 이물질을 제거하기 위한 반응이다. 후두나 기관·기관지, 폐포, 흉막, 횡격막 등 호흡기 외에 심막이나 외이도에는 기침 수용기가 있다. 이 기침수용기가 먼지나 티끌, 연기나 자극이 강한 냄새, 기도 염증이 가래(P.92 참조)와 같은 분비물, 종양 등을 감지한다. 이정보가 연수에 있는 기침 중추에 전해지면 기침반사가 일어나고 기침 중추에서 후두나 호흡근으로 지령이 내려져 짧은 들숨 후 한 번 성문이 닫히고 늑간근이나 횡격막 등의 작용으로 아주 강한 날숨이 일어난다. 이것이 바로 기침이다. 기침으로 인한 비말이 날아서 흩어지는 거리는 재채기 정도는 아니지만, 2~3m 정도는 되는 것으로 알려져 있다.

급성 기침과 만성 기침, 습성 기침과 건성 기침

길어도 2~3주 지나면 가라앉는 기침을 급성 기침이라고 하는데, 급성기침은 대부분 호흡기 감염증으로 인해 발생한다. 한편 8주 이상 지속되는 기침을 만성 기침이라고 하는데, 그 대부분은 비감염성 질병으로 인해 발생한다.

가래를 동반한 젖은기침(습성 기침)이 나오는 경우는 기관지염이나 폐렴(P.158 참조), 부비강염, 폐결핵(P.156 참조), 만성 폐쇄성 폐질환(P.168 참조), 폐암(P.164 참조), 심부전에 의한 폐부종 등을 의심해 볼 수 있다. 가래를 동반하지 않는 마른기침(건성 기침)은 기흉(P.166 참조)이나 폐혈전 색전증(P.178 참조), 기침형 천식, 간질성 폐 질환(P.170 참조) 등에서 볼 수 있다.

기침이 나는 구조

기침은 기도의 이물질을 제거하기 위한 반응이다. 후두 등에 있는 기침 수용기가 자극을 감지하면 그 정보가 연수에 전해지고 기침반사가 일어나 기침이 나온다.

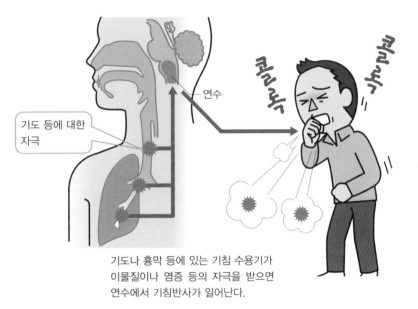

기도나 흉막 등에 있는 기침 수용기가
이물질이나 염증 등의 자극을 받으면
연수에서 기침반사가 일어난다.

젖은기침과 마른기침

가래를 동반한 습성 기침은 기도 내 염증으로 인해 나오는 경우가 많다. 가래를 동반하지 않는 마른기침은 기흉 등의 질병 외에 강압제 등 부작용으로도 나타난다.

습성 기침

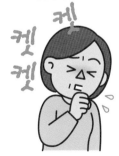

가래를 동반한 습성 기침 기관지염
이다. 폐렴, 폐암, 만성 폐쇄성 폐
질환 등에서 볼 수 있다.

건성 기침

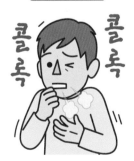

가래를 동반하지 않는 마른기침
이다. 기흉이나 기침형 천식 등에
서 볼 수 있다.

가래가 나오는 기전

● 염증 등으로 인해 기도 분비물이 늘어나면 가래가 나온다.
● 가래에는 세균과 고름, 혈액, 기도 세포 등이 섞여 있다.
● 가래는 기도와 폐 질환을 진단하는 데 도움이 된다.

기도 분비물이 늘어나면 가래가 된다

가래(객담)는 기도 점막의 분비물이다. 기도 점막에서는 항상 점액과 장액이 분비되는데, 그 양은 극히 소량이지만, 기도 점막의 섬모에 의해 항상 후두 쪽으로 보내진다. 그리고 후두까지 올라온 분비물은 후두 뒤쪽에 있는 식도에 들어가 삼키게 된다. 일반적으로 이 구조를 의식하는 일은 없고 가래가 휘감기는 것을 느끼는 일도 없다. 하지만 어떤 이유에서 기도 분비물이 많아지거나 점도가 증가해 삼킬 수 없게 되면 그것을 가래로 인식하게 된다.

그리고 가래가 있으면 기도의 기침 수용기가 그것을 감지하고 기침 중추가 반응해 기침이 나온다. 이런 기침은 가래를 동반한 습성 기침이다(P.90 참조).

누런색이나 붉은색, 갈색, 분홍색 가래도 있다

가래 색은 투명~흰색, 누런색, 암적색~갈색, 붉은색, 분홍색, 녹색 등이 있으며 성질과 상태는 보슬보슬한 것부터 점도가 높고 굳어 나오는 것까지 다양하다. 가래는 기도와 폐, 심장질환 등으로 발생하는데, 질병에 따라 그 색상과 상태가 다르다. 누런 가래는 기도의 세균성 감염으로, 가래에 고름이 섞여 있을 수 있다. 붉은색이나 갈색 가래의 경우에는 혈액 성분이 섞여 있을 수 있고 분홍색 가래의 경우는 혈액 성분과 거품이 섞여 있을 가능성이 있다.

가래를 채취해 현미경으로 관찰하면 세균이나 진균 같은 병원체나 암세포 등이 보이기도 하는데, 이를 통해 질병을 진단하기도 한다(P.142 참조).

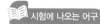

시험에 나오는 어구

가래(객담)

기도 분비물이 늘어나 기침과 함께 배출되는 것으로, 세균과 고름, 혈액 등이 섞여 있을 수 있다. 호흡기 질병을 진단하는 데 이용한다.

메모

녹색 가래

가래가 녹색일 경우, 녹농균에 의한 기관지염일 가능성이 있다. 녹농균이 내는 녹색 색소가 가래에 섞이기 때문에 녹색이 된다.

가래가 나오는 기전

보통 기도 분비물은 소량인데, 기도 점막의 섬모에 의해 후두까지 운반되고 식도로 넘어간다. 기도 분비물이 늘어나 삼킬 수 없게 된 것이 가래가 돼 배출된다.

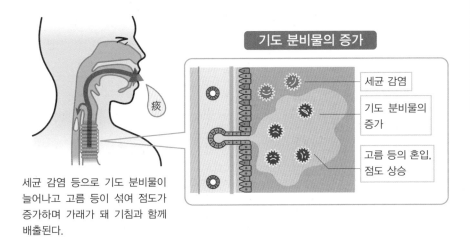

기도 분비물의 증가

痰

세균 감염

기도 분비물의 증가

고름 등의 혼입, 점도 상승

세균 감염 등으로 기도 분비물이 늘어나고 고름 등이 섞여 점도가 증가하며 가래가 돼 기침과 함께 배출된다.

가래의 성질과 질환

병에 따라 나오는 가래의 색깔과 증상에는 여러 가지 특징이 있다.

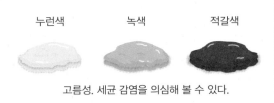

누런색　　녹색　　적갈색

고름성. 세균 감염을 의심해 볼 수 있다.

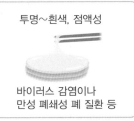

투명~흰색, 점액성

바이러스 감염이나 만성 폐쇄성 폐 질환 등

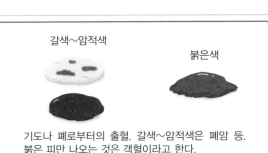

갈색~암적색

붉은색

기도나 폐로부터의 출혈. 갈색~암적색은 폐암 등. 붉은 피만 나오는 것은 객혈이라고 한다.

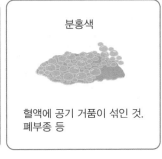

분홍색

혈액에 공기 거품이 섞인 것. 폐부종 등

호흡기 증상

호흡수의 이상

POINT

- 성인의 안정 시 호흡수는 12~18회/분이 정상 범위이다.
- 호흡수가 25회 이상은 빈호흡, 12회 이하는 서호흡이다.
- 환기량이 늘어나는 과호흡, 빈호흡 + 과호흡은 다호흡이다.

호흡수는 감정이나 활동 등에 따라 항상 변동한다

성인의 안정 시 호흡수는 1분에 12회에서 18회 정도이다. 호흡수에는 개인차가 있고 항상 변동한다. 호흡수는 웃거나 흥분하거나 조금 활동하면 금방 늘어나고 진정되면 호흡도 빠르게 원래대로 돌아간다.

1분간 호흡수가 25회 이상이고 호흡의 깊이(1회 환기량, P.60 참조)는 크게 다르지 않은 경우를 빈호흡(과다호흡)이라고 한다. 빈호흡은 어떤 질병으로 발열이 있을 때나 폐렴이 있을 때 볼 수 있다.

1분간 호흡수가 12회 이하로 호흡이 비정상적으로 느린 상태를 서호흡이라고 한다. 전신 마취를 했을 때나 뇌출혈 등으로 뇌압이 올라갔을 때 등에서 볼 수 있는 증상이다.

과호흡이나 다호흡, 무호흡의 차이

빈호흡과 비슷한 증상으로 과호흡과 다호흡이 있는데, 이것들은 명확하게 구별된다. 과호흡은 1회 환기량이 많고 호흡수는 정상이거나 약간 증가한 경우를 말한다. 다호흡은 빈호흡과 과호흡을 합친 것과 같은 상태로, 호흡수와 1회 환기량이 모두 증가하는 호흡을 말한다. 정신적 긴장이나 흥분 등이 방아쇠가 돼 일어나는 과다 호흡 증후군의 경우에는 과호흡 또는 다호흡 증상을 볼 수 있다.

일시적으로 무호흡이 되기도 한다. 하지만 자신의 의지로 호흡을 멈춘 경우는 무호흡이라고 할 수 없다. 수면 시 몇 초에서 수십 초간 호흡이 멈추는 수면 무호흡증(P.180 참조)은 수면의 질을 떨어뜨려 낮에 심하게 졸릴 뿐만 아니라 혈압 등에도 악영향을 미친다.

시험에 나오는 어구

빈호흡
1분간 호흡수가 25회 이상이고 1회 환기량은 크게 다르지 않다.

서호흡
1분간 호흡수가 12회 이하로 호흡 빈도가 낮은 상태를 이른다.

과호흡
1회 환기량이 많아진 현상을 이른다.

다호흡
호흡수와 환기량 모두 많아진 현상을 이른다.

호흡수와 환기량의 정상과 이상

성인의 안정 시 호흡수는 1분에 12~18회 정도이다. 호흡수 증감, 환기량 증감으로 빈호흡, 과호흡 등으로 호흡 이상을 분류한다.

명칭	호흡수	호흡 모양	주된 질병
정상	12~18회/분		–
빈호흡	25회 이상 / 분		발열, 폐렴 등
서호흡	12회 이하/분		마취, 뇌압항진 등
과호흡 (대호흡)	변화 없음 또는 약간 증가		과다 호흡 증후군, 신경증 등
다호흡 (과잉호흡)	증가		과다 호흡 증후군, 폐색전증 등
무호흡	없음		수면 무호흡 증후군 등

---

column ### 횟수가 많고 적음을 나타내는 '빈(頻)'과 '서(徐)'

빈(頻)에는 '자주', '빈번히'라는 뜻이 담겨 있다. 서(徐)는 '급하지 않다, 천천히, 느리게'라는 의미이다. 이 책에서 설명한 빈호흡이나 서호흡 외에 빈맥이나 서맥, 빈뇨 등 생리기능의 횟수가 정상을 벗어나 너무 많은 상태에는 '빈(頻)', 너무 적은 상태에는 '서(徐)'를 붙여 나타낸다.

호흡 곤란

POINT

- 호흡 곤란은 숨쉬기 힘들거나 질식할 것 같은 자각 증상을 말한다.
- 숨을 들이쉬기 힘든 흡기성 호흡 곤란은 상기도 문제에 많다.
- 숨을 내쉬기가 힘든 호기성 호흡 곤란은 하기도 문제에 많다.

호흡 곤란은 자각 증상이다

호흡 곤란은 힘쓰지 않으면 숨쉬기가 힘들거나 숨을 쉬는 데 고통을 느끼는 상태 또는 호흡을 하는 데 불쾌감이 있다는 자각 증상이다. 숨쉬기 힘들다, 질식할 것 같다, 공기가 들어오지 않는다, 내쉬기가 힘들다, 가슴이 답답하다, 공기가 부족하다, 숨이 차다는 식으로 호소한다. 사람마다 표현하는 말이 다를 수는 있지만, 그 표현대로 받아들일 필요가 있다.

어깨로 숨을 쉬거나(어깨가 오르내린다), 호흡할 때마다 콧방울을 씰룩거리거나(비익호흡), 숨을 들이쉴 때 목이나 늑간, 명치 등이 함몰되는(함몰호흡) 등 노력 호흡(P.98 참조)을 보일 때는 호흡 곤란 상태일 가능성이 있다. 호흡 곤란은 자각 증상이므로 본인의 호소가 중요하지만, 수면 중이나 의식이 없는 사람의 호흡 상태를 판단할 때는 이러한 타각 증상도 도움이 된다.

숨을 들이쉬기가 힘든지 내쉬기가 힘든지 구별

호흡 곤란은 숨을 들이마시기가 힘든 흡기성 호흡 곤란과 내쉬기 힘든 호기성 호흡 곤란으로 나눌 수 있다. 일반적으로 흡기성 호흡 곤란은 상기도의 문제로 일어나는 경우가 많으며 기도에 이물질이 막힌 경우나 암 등에 의한 기도의 협착, 바이러스 감염에 의한 후두 부종 등이 원인이다. 호기성 호흡 곤란은 하기도 문제로 일어나는 경우가 많으며 그 원인으로는 천식(P.172 참조)이나 만성 폐쇄성 폐 질환(P.168 참조), 세기관지염 등을 생각할 수 있다. 폐렴이나 폐암, 기흉, 심부전의 경우에는 흡기성과 호기성 호흡 곤란이 둘 다 나타난다.

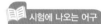

시험에 나오는 어구

호흡 곤란
숨을 쉬기 힘들다는 자각 증상을 말한다. 숨을 쉴 수 없다거나, 공기가 들어오지 않는다거나, 숨이 차다는 식으로 호소하는 경우가 많다.

흡기성 호흡 곤란
숨을 들이쉬기 힘들다고 호소하는 호흡 곤란을 말한다. 상기도 문제로 일어나는 일이 많다.

호기성 호흡 곤란
숨을 내쉬기 힘들다고 호소하는 호흡 곤란을 말한다. 하기도 문제로 일어나는 일이 많다.

키워드

타각 증상
다른 사람이 관찰해서 알 수 있는 증상이다. '숨쉬기가 힘들다'는 것은 자각 증상, '고통스럽게 어깨로 숨을 쉰다'는 것은 타각 증상이다.

호흡 곤란

호흡 곤란은 답답하다거나, 공기가 부족하다거나 가슴이 조여 숨쉬기 힘들다는 식으로 호소하는 자각 증상을 말한다.

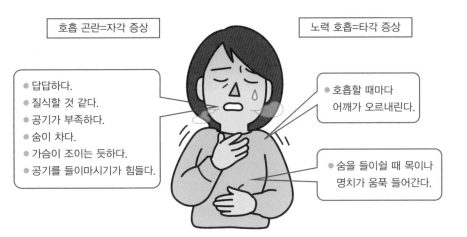

호흡 곤란=자각 증상

- 답답하다.
- 질식할 것 같다.
- 공기가 부족하다.
- 숨이 차다.
- 가슴이 조이는 듯하다.
- 공기를 들이마시기가 힘들다.

노력 호흡=타각 증상

- 호흡할 때마다 어깨가 오르내린다.
- 숨을 들이쉴 때 목이나 명치가 움푹 들어간다.

흡기성 호흡 곤란과 호기성 호흡 곤란

호흡 곤란에는 숨을 들이마시기가 힘든 경우와 내쉬기가 힘든 경우 또는 둘다 힘든 경우가 있다.

흡기성 호흡 곤란

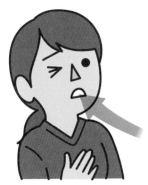

숨을 들이쉬기 힘들다. 상기도 문제로 일어나는 경우가 많다. 원인은 이물질에 의한 질식, 암 등에 의한 기도 폐쇄 등이다.

호기성 호흡 곤란

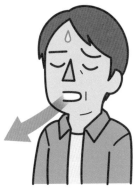

숨을 내쉬기가 힘들다. 하기도 문제로 일어나는 경우가 많다. 원인은 천식, 만성 폐쇄성 폐 질 환, 세기관지염 등이다.

기좌호흡 · 노력 호흡

● 좌심부전의 경우에는 앉아 호흡하는 것이 편해 기좌호흡을 하게 된다.
● 안정 시에는 사용하지 않던 호흡근을 사용하는 호흡을 노력 호흡이라고 한다.
● 기도에 협착이 있으면 명치 등에 함몰 호흡이 나타난다.

누워 있으면 괴로워서 일어나 버리는 기좌호흡

기좌는 기좌위라고 하는 앉은 자세(좌위)로 분류되는 체위를 말한다. 기좌위는 앉아 테이블에 기대거나 테이블에 푹 엎드리는 자세이다. 기좌호흡(P.80 참조)은 상체를 일으키는 편이 호흡이 편해 누워 있다가도 일어나 버린다. 대부분 자연스럽게 기좌위를 취하기 때문에 기좌호흡이라고 한다. 다만, 좌위(앉은 자세)나 반좌위(상체를 45도 정도 뒤로 기울이고 기대어 앉은 자세)를 취할 수도 있다. 기좌호흡은 좌심부전 환자에게 특징적인 증상이나 심한 천식 발작 때도 볼 수 있다.

보통은 사용하지 않는 호흡근을 사용해 호흡하는 노력 호흡

노력 호흡은 호흡 곤란이 있어서 안정된 호흡을 할 때는 잘 사용하지 않는 호흡근을 사용해 숨을 쉬려고 하는 호흡을 말한다. 노력 호흡을 할 때마다 어깨가 오르내리거나 목이나 명치가 움푹 들어가는 모습을 볼 수 있다.

호흡할 때 어깨가 오르내리는 것은 등의 승모근이나 목의 사각근, 흉쇄유돌근 등을 사용해 흉곽을 넓히려고 하기 때문이다. 또한 조금이라도 공기를 더 들이마시려고 숨을 들이쉴 때마다 콧방울이 벌렁벌렁 커지는 비익호흡을 하기도 한다. 기도가 좁아진 경우에는 숨을 들이쉴 때 흉강이 더 음압이 되기 때문에 목과 늑간, 명치 등이 함몰되는 함몰 호흡을 하게 된다. 함몰 호흡은 어린이가 천식 발작을 할 때도 볼 수 있는데 환기가 현저하게 저하돼 있을 가능성을 보여 준다.

숨을 내쉬기가 힘들면 흉곽을 좁히기 위해 복근이나 내늑간근을 사용하게 된다.

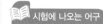

노력 호흡

안정 시에 사용하지 않는, 호흡근을 사용하는 호흡을 말한다.

비익호흡

숨을 쉴 때마다 콧구멍을 벌름거리는 호흡을 말한다.

함몰 호흡

흡기 시 목이나 늑간, 명치가 움푹 들어간다. 기도의 협착을 의심해 볼 수 있다.

기좌위

앉는 자세 중 하나로 앉아서 테이블에 기대거나 테이블에 푹 엎드리는 자세를 말한다.

좌위

앉은 자세를 말한다. 장좌위(양발을 뻗은 상태로 앉은 자세)와 반좌위(상체를 45도 정도 뒤로 기울이고 기대어 앉은 자세) 등이 있다.

기좌호흡

누우면 호흡하기 힘들고 몸을 일으키면 편해지기 때문에 자연스럽게 기좌위나 반좌위 같은 자세를 취하게 된다. 좌심부전의 특징적인 증상이다.

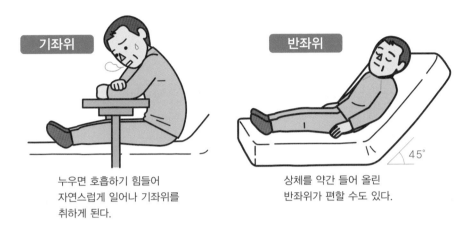

기좌위

누우면 호흡하기 힘들어 자연스럽게 일어나 기좌위를 취하게 된다.

반좌위

상체를 약간 들어 올린 반좌위가 편할 수도 있다.

45°

노력 호흡

안정 시에는 잘 사용하지 않는 호흡근을 사용해 호흡하는 것을 노력 호흡이라고 한다. 숨쉬기가 힘들어 열심히 숨을 쉬려고 하는 상태이다. 비익호흡이나 함몰호흡은 숨을 들이쉴 때 볼 수 있다. 어깨 호흡을 할 때는 숨을 들이쉴 때 어깨가 올라가고 숨을 내쉴 때 내려간다.

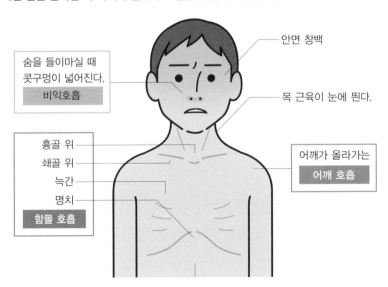

숨을 들이마실 때 콧구멍이 넓어진다.
비익호흡

안면 창백

목 근육이 눈에 띈다.

흉골 위
쇄골 위
늑간
명치
함몰 호흡

어깨가 올라가는
어깨 호흡

청색증

- 암적색 환원 헤모글로빈이 많으면 피부가 자주색으로 보인다.
- 산소를 흡입하지 못하는 것이 원인인 중심성 청색증이 있다.
- 말단의 혈류가 좋지 않은 것이 원인인 말초성 청색증이 있다.

환원 헤모글로빈이 증가해 청색증 증상을 보인다

청색증은 얼굴이나 입술, 손발 끝이나 손톱, 귓불, 구강 점막이나 혀 등이 자주색이나 암적색으로 변하는 증상을 말한다. 이런 증상은 그 부분을 흐르는 혈액 속의 적혈구에 포함된 헤모글로빈이 충분히 산소를 품고 있지 않다는 것을 보여 준다. 산소와 결합하는 헤모글로빈을 산화헤모글로빈이라고 하는데, 선명한 빨간색을 띤다. 하지만 산소를 놓아 준 헤모글로빈은 환원 헤모글로빈이라고 하는데, 암적색으로 변한다. 혈중에 환원 헤모글로빈이 증가한 상태에서 피부를 통과하면 푸르스름해져 자주색으로 보이는 것이다. 일반적으로 환원 헤모글로빈이 $5g/dl$ 이상이 되면 청색증 증상이 나타나는 것으로 알려져 있다.

중심성 청색증과 말초성 청색증

청색증에는 폐나 심장 기능 문제로 산소를 흡입할 수 없어 온몸에 일어나는 것이 있는가 하면, 말초 혈액순환이 나빠 공급되는 산소가 적어진 국소에 환원 헤모글로빈이 늘어나 일어나는 것이 있다. 전자는 입술이나 혀, 구강 점막을 비롯해 온몸 피부에 청색증 증상이 나타나는데, 이를 중심성 청색증이라고 한다. 중심성 청색증은 산소를 투여하면 개선된다. 후자는 추위로 말단 혈관이 수축한 경우, 동맥이나 정맥이 막혀 그 끝에 혈액이 흐르기 어려워진 경우, 심부전으로 온몸에 충분한 혈액을 보내지 못하고 말단 혈류가 나빠지는 경우 등이 있다. 손발 끝이나 귓불, 콧머리 등에 청색증 증상이 나타나기 쉬운데, 이를 말초성 청색증이라고 한다.

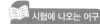

시험에 나오는 어구

청색증
국소를 흐르는 혈중 환원 헤모글로빈이 증가해 피부가 자주색이나 암적색으로 보이는 증상을 말한다.

중심성 청색증
구강 점막과 혀, 입술, 온몸의 피부에 청색증 증상이 나타난다. 산소를 충분히 흡입할 수 없는 것이 원인이다.

말초성 청색증
손발톱이나 귓불, 콧머리에 청색증 증상이 나타난다. 말초의 혈류가 나빠진 것이 원인이다.

키워드

산화 헤모글로빈
산소와 결합한 헤모글로빈을 말한다. 선홍색을 띤다.

환원 헤모글로빈
산소를 내놓은 헤모글로빈을 말한다. 암적색을 띤다.

청색증

청색증은 피부가 자주색이나 암적색으로 보이는 증상이다. 피하 혈관 내에 암적색 환원 헤모글로빈이 많아진 상태를 피부를 통해 보면 푸르스름하게 보인다.

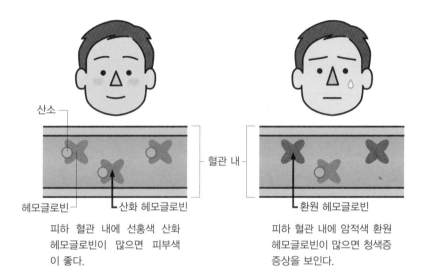

산소

헤모글로빈

산화 헤모글로빈

혈관 내

환원 헤모글로빈

피하 혈관 내에 선홍색 산화 헤모글로빈이 많으면 피부색이 좋다.

피하 혈관 내에 암적색 환원 헤모글로빈이 많으면 청색증 증상을 보인다.

중심성 청색증과 말초성 청색증

중심성 청색증은 폐나 심장 문제로 산소 흡입이 잘 안 돼서 생긴다. 말초성 청색증은 말초 혈액순환이 잘 안 되기 때문에 생긴다.

중심성 청색증

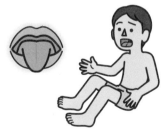

구강과 혀, 입술을 비롯해 온몸에 일어난다. 폐 기능 저하, 심부전, 선천성 심질환 등이 원인이며 산소를 투여하면 개선된다.

말초성 청색증

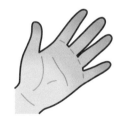

손발 끝, 귓불 등에 일어난다. 몸이 차거나 동맥이나 정맥의 폐색, 심부전 등이 원인이며 산소를 투여해도 개선되지 않는다.

호흡할 때 나는 이상음

POINT
- 정상적인 호흡음이라도 크기나 길이에 이상이 보일 수 있다.
- 청진기에서 들리는 부잡음에는 라음과 기타 소리가 있다.
- 라음에는 연속성 라음과 간헐성 라음이 있다.

청진기에서 들리는 정상적인 호흡음

호흡할 때 들리는 소리에는 기구 없이도 들리는 소리와 청진기로 들어야 들리는 소리가 있다. 이 중 청진기로 들어야 들리는 소리가 호흡음인데, 호흡음에는 정상호흡을 할 때도 들리는 소리와 기관지나 폐의 이상에 의해서 들리는 소리가 있다. 정상적으로 들리는 소리는 기관이나 기관지와 같은 좁은 곳을 공기가 통과함으로써 생기는 소리로, 바람이 부는 것과 같거나 풀무로 공기를 보낼 때와 같은 소리이다. 폐 말단의 폐포가 모여 있는 곳에서도 낮은 소리가 들린다.

소리 자체는 정상이라도 소리가 약하게 들릴 수도 있고 이와 반대로 크게 들릴 수도 있지만 들숨(흡기)과 날숨(호기)의 길이에 큰 차이가 있는 경우에는 기도나 폐 질환을 의심해 볼 수 있다.

부잡음은 청진기에서 들리는 이상음

청진기에서 들리는 비정상적인 호흡 소리를 부잡음이라고 한다. 부잡음은 라음(라셀)과 기타 흉막 마찰음 등으로 분류되며 라음은 연속성 라음과 단속성 라음으로 나눌 수 있다. 소리의 종류나 들리는 장소 등의 정보는 질병의 진단이나 병세 판정에 도움이 된다.

연속성 라음에는 낮게 들리는 코 고는 소리(코골이＝P.110와는 다르다)도 있고 날숨 끝에 높게 '휘익' 하고 피리 소리처럼 들리는 피리 소리도 있다.

단속성 라음에는 들숨 끝에 탁탁, 바삭바삭한 높고 미세한 소리가 들리는 염발음도 있고 숨을 들이마실 때부터 내쉬기 시작했을 때 걸쳐 둔하고 약간 긴 탁탁거리는 소리가 들리는 수포음이 있다.

시험에 나오는 어구

부잡음
호흡할 때 청진기로 들으면 들리는 이상음을 말한다. 라음과 기타 흉막 마찰음 등이 있다.

라음(라셀음)
호흡기에 이상이 있을 때 들리는 부잡음 중 흉강 내에서 나는 소리를 말한다.

연속성 라음
호흡이 있는 타이밍에 연속해서 들리는 소리를 말한다. 코 고는 소리와 피리 소리가 있다.

단속성 라음
호흡이 있는 타이밍에 짧고 불연속적으로 들리는 소리를 말한다. 염발음과 수포음이 있다.

키워드

라음의 '라'
독일어 라셀음의 '라'를 한다.

메모

염발음(비빔 소리)
머리카락을 손가락으로 비비는 듯한 소리가 난다. 종이풍선을 부풀리는 소리라고 표현하기도 한다.

호흡음의 분류

호흡음은 호흡할 때 나는 소리 중 청진기로 들을 수 있는 소리로, 정상적인 호흡음과 비정상적인 부잡음으로 나눌 수 있다.

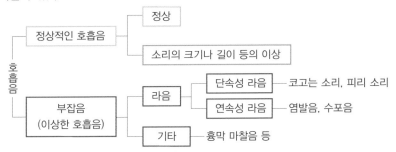

연속성 라음의 종류와 들리는 법

연속성 라음에는 코 고는 소리가 나는 경우도 있고 피리 소리가 나는 경우도 있는데 전자는 기관지 확장증이나 만성 폐쇄성 폐 질환 등으로 인한 소리, 후자는 천식 등으로 인한 소리이다.

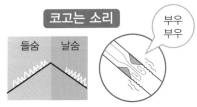

코고는 소리

부우부우

들숨과 날숨으로 들리는 낮은 '부우부우' 하는 소리. 굵은 기도에 협착이 있다.

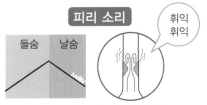

피리 소리

휘익휘익

날숨 끝에 들리는 높은 '휘익휘익' 하는 소리. 가느다란 기도에 협착이 있다.

단속성 라음의 종류와 들리는 법

단속성 라음에는 간질성 폐렴 등으로 들리는 염발음과 폐부종 등으로 들리는 수포음이 있다.

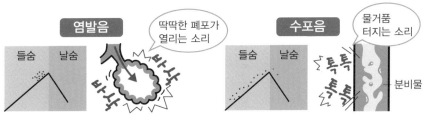

염발음

딱딱한 폐포가 열리는 소리

들숨 끝에 들리는 미세하고 높은 바삭거리는 소리로, 잘 열리지 않는 폐포가 열리는 소리이다.

수포음

물거품 터지는 소리

톡톡 톡톡

분비물

들숨에서 날숨의 시작까지 들리는 거칠고 약간 길게 톡톡거리는 소리로, 기도 내에 분비물이 고여 있을 때 난다.

천명(쌕쌕거림)

- 호흡할 때마다 나는 쌕쌕거리는 소리가 천명이다.
- 흡기성 천명은 상기도 협착을 의심해 볼 수 있다.
- 호기성 천명은 하기도 협착을 의심해 볼 수 있다.

호흡할 때 나는 비정상적인 소리

천명(쌕쌕거림)은 호흡할 때마다 쌕쌕, 그렁그렁하는 소리가 나는 것으로 청진기 없이도 들을 수 있다. 기도 어딘가가 어떤 원인으로 좁아져 있는 탓에 들리는 소리로, 숨을 들이쉴 때 들리는 경우와 내쉴 때 들리는 경우가 있다.

들이쉴 때 들리는 소리를 흡기성 천명(stridor)이라고 한다. 이 경우, 인두나 후두와 같은 상기도 어딘가가 협착돼 있다는 것을 생각할 수 있다. 흡입한 이물질(P.184 참조), 상기도 부종, 종양 등이 원인이다. 질식할 우려가 있으므로 조속히 대처해야 한다.

숨을 내쉴 때 들리는 소리는 호기성 천명(wheezes)이라고 한다. 호기성 천명이 있는 경우에는 기관이나 기관지 같은 하기도의 협착을 의심해 볼 수 있다. 기관지염이나 천식(P.172 참조), 만성 폐쇄성 폐질환(COPD, P.168 참조) 등에서 볼 수 있는 한편, 종양, 아나필락시스 쇼크, 심부전 등에서도 일어날 수 있다.

긴급 조치가 필요한 경우도 있다

음식물 등이 목구멍에 막혀 천명이 일어난 경우에는 가능하면 그 자리에서 이물질을 제거하는 조치를 해야 한다. 또한 천명이 심한 알레르기나 심한 천식 발작에 의한 것으로 판단되는 경우 또는 호흡 곤란이나 노력 호흡(P.98 참조), 의식 수준 저하를 수반할 때, 심장병 등 지병이 관련돼 있다고 판단되는 경우에는 응급 처치가 필요하므로 구급차를 요청할 필요가 있다.

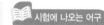
시험에 나오는 어구

천명(쌕쌕거림)
호흡할 때 들리는 쌕쌕거리는 소리를 말한다. 청진기 없이도 들을 수 있다.

흡기성 천명
숨을 들이쉴 때 들리는 쌕쌕거림을 말한다. 이물질을 흡입하거나 목이 붓는 등 상기도 협착을 생각할 수 있다.

호기성 천명
숨을 내쉴 때 들리는 쌕쌕거림. 천식이나 COPD 등 하기도의 협착을 생각할 수 있다.

천명

쌕쌕거리는 소리가 날 때는 기도 어딘가에 협착이 있다고 볼 수 있다. 그곳을 공기가 지나갈 때 소리가 나기 때문이다.

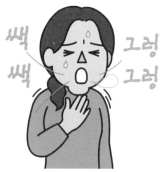

호흡할 때 '쌕쌕', '그렁그렁' 하는 소리가 나는 것을 천명이라고 한다.

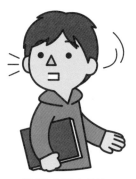

천명은 청진기 없이도 들을 수 있다.

흡기성 천명과 호기성 천명

숨을 들이쉴 때 쌕쌕거리는 소리가 들리는 흡기성 천명은 상기도 협착, 숨을 내쉴 때 쌕쌕거리는 소리가 들리는 호기성 천명은 하기도 협착을 의심해 볼 수 있다.

흡기성 천명

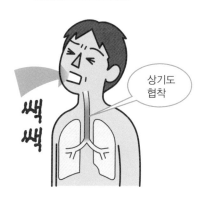

상기도 협착

숨을 들이쉴 때 쌕쌕거리는 소리가 난다. 기도의 이물질이나 상기도 부종 등이 원인이다.

호기성 천명

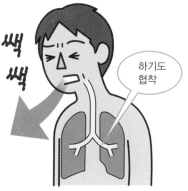

하기도 협착

숨을 내쉴 때 쌕쌕거리는 소리가 난다. 천식, 기관지염 등이 원인이다.

호흡기 증상

쉰 목소리

POINT
- 목이 쉬어 쉰 목소리가 난다.
- 성대가 붓거나 폴립이 생기면 쉰 목소리가 난다.
- 반회신경 문제로 성대가 마비돼 쉰 목소리가 난다.

성대 부종이나 성대 폴립으로 인해 목소리가 쉰다

스포츠 경기를 관람하며 큰 소리로 응원하거나 노래방에서 계속 소리를 지르면 목이 쉰다. 감기에 걸려도 목이 쉴 수 있다. 쉰 목소리는 일반적으로도 흔한 증상으로 대개는 금방 낫는다.

쉰 목소리가 나는 원인은 크게 2가지로 나눌 수 있다. 하나는 염증이나 종기 등 성대 자체의 이상, 다른 하나는 성대를 지배하는 신경의 이상이다. 이 밖에 자극이 강한 가스 흡입이나 외상 등도 쉰 목소리가 나는 원인이다.

성대 자체의 이상으로 쉰 목소리가 나는 질병에는 후두염, 성대 폴립, 후두암 등이 있다. 성대가 붓거나 종기가 생겨 성대가 정상적으로 진동하지 않기 때문에 목소리가 쉬는 것이다.

성대가 마비돼 목이 쉰다

성대를 지배하는 신경은 뇌신경의 미주신경에서 분기하는 반회신경(되돌이 후두 신경)이다. 미주신경은 뇌간의 연수에서 나와 목을 하행해 주행하고 여기서 분기하는 반회신경은 유턴해 상행하다가 목에 가지를 뻗는다. 반회신경이라는 이름은 처음의 방향으로 되돌아가는 유턴하는 모습에서 유래했다.

반회신경의 이상으로 인해 목소리가 쉬는 원인 질환은 폐암이나 식도암, 흉부 대동맥류 등이다. 커진 암이나 동맥류가 신경을 압박하거나, 암이 신경에 침윤하면 신경의 정보 전달이 차단돼 성대가 마비되면서 쉰 목소리가 난다. 수술로 반회신경이 손상된 경우에도 쉰 목소리가 난다.

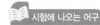
시험에 나오는 어구

쉰 목소리
성대의 염증이나 폴립 등 성대 자체의 이상에 의한 것과 성대를 지배하는 반회신경의 이상에 의한 것이 있다.

반회신경(되돌이 후두 신경)
성대를 지배하는 신경을 말한다. 뇌신경의 미주신경에서 분기한다. 목을 하행한 후 유턴해 상행한다.

키워드

뇌신경
뇌에서 나오는 말초신경을 말한다. 12쌍이 있다. 미주신경은 그중 하나이다.

침윤
암세포가 스며 나오듯이 주위에 퍼지는 것을 말한다.

쉰 목소리

일상적으로는 감기에 걸려 목이 아플 때나 노래방이나 스포츠 경기 응원 등으로 소리를 너무 질렀을 때 쉰 목소리가 난다. 성대가 붓거나 성대를 지배하는 신경에 문제가 있어 쉰 목소리가 나기도 한다.

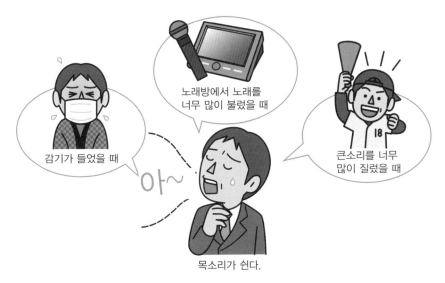

노래방에서 노래를 너무 많이 불렀을 때

감기가 들었을 때

아~

큰소리를 너무 많이 질렀을 때

목소리가 쉰다.

목소리가 쉬는 원인

쉰 목소리는 성대가 정상적으로 움직이지 않기 때문에 발생하는데 그 원인은 성대 자체의 염증이나 부종, 폴립 등에 의한 것과 성대를 지배하는 신경의 문제에 의한 것으로 나눌 수 있다.

성대 자체의 문제

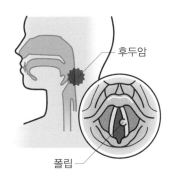

후두암

폴립

후두의 염증, 성대의 폴립, 종양 등으로 인해 성대가 원활하게 움직이지 못할 때 목소리가 쉰다.

신경 문제

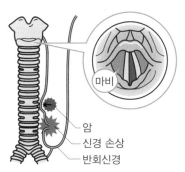

마비

암
신경 손상
반회신경

성대를 지배하는 반회신경 종양에 의한 압박이나 수술 등으로 인한 손상으로 성대가 마비돼 목소리가 쉰다.

107

특수한 호흡 이상의 패턴

- 호흡중추의 이상으로 일어나는 호흡은 체인 스토크스 호흡이라고 한다.
- 생명의 위험이 다가오고 있을지도 모르는 호흡은 비오 호흡이라고 한다.
- 대사 이상 등으로 나타나는 호흡은 쿠스마울 호흡이라고 한다.

체인 스토크스 호흡

정상적인 안정 시 호흡은 일정한 리듬과 깊이로 반복된다. 하지만 모종의 뇌 질환이나 대사 이상이 있는 경우에는 호흡의 리듬이나 깊이에 변화가 생길 수도 있고 갑자기 숨을 멈추는 특수한 호흡 패턴을 보이기도 한다. 대표적인 패턴으로는 체인 스토크스 호흡, 비오 호흡, 쿠스마울 호흡이 있다.

체인 스토크스 호흡은 호흡의 깊이가 서서히 커졌다가 작아진 후 잠시 무호흡이 되는 사이클을 반복하는 호흡이다. 호흡을 해서 동맥혈의 산소포화도(PaO_2)가 올라가면 호흡은 충분하다고 판단해 호흡이 작아졌다가 멈춘다. 호흡이 멈추면서 산소포화도가 낮아지면 호흡이 재개되고 점차 커진다. 뇌출혈이나 뇌종양 등으로 인한 호흡중추 이상, 고령자의 수면 시, 중증 심부전일 때 볼 수 있다.

비오 호흡과 쿠스마울 호흡

비오 호흡은 깊이가 일정하지 않은 호흡을 한 후 잠시 무호흡이 되는 패턴으로, 호흡과 무호흡 시간이 일정하지 않다. 뇌종양이나 뇌외상, 수막염 등으로 인한 호흡중추의 이상이 원인이며 생명이 위태로울 수 있다.

쿠스마울 호흡은 규칙적으로 깊고 긴 호흡이 반복되는 패턴이다. 대사의 이상으로 생긴 아시도시스(P.82 참조)를 긴 호흡으로 이산화탄소를 배출함으로써 보정하려는 것이다. 이 호흡은 당뇨병이나 요독증, 소아의 심한 설사 증상 등에 볼 수 있다.

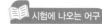

시험에 나오는 어구

체인 스토크스 호흡
(Cheyne–Stokes respiration)
호흡이 서서히 커지다가 작아져 잠시 무호흡이 계속되는 호흡을 말한다.

비오 호흡
깊이가 일정하지 않은 호흡이 계속되다가 잠시 무호흡 상태가 된다. 호흡과 무호흡이 번갈아 나타나는 시간이 일정하지 않다.

쿠스마울 호흡
깊고 긴 호흡이 규칙적으로 이어진다.

키워드

아시도시스
체액이 산성으로 기울어지는(pH를 낮추는) 작용이나 그 작용이 기능하는 상태를 말한다.

메모

체인 스토크스 호흡의 명칭
체인 스토크스 호흡의 명칭은 이를 발견해 보고한 사람의 이름에서 유래했다.

체인 스토크스 호흡

동맥혈의 산소포화도에 따라 깊이가 달라지는 호흡을 말한다.

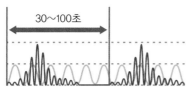

30~100초

호흡이 서서히 커진 후 서서히 작아지다 잠시 무호흡 상태가 되는 주기를 반복한다.

특징

- 산소포화도에 맞춰 호흡의 깊이가 달라진다.
- 뇌출혈이나 뇌종양 등으로 인한 호흡중추 장애이다.
- 중증 심부전, 고령자 수면 시 등에서 볼 수 있다.

비오 호흡

깊이가 일정하지 않은 빠른 호흡과 무호흡을 불규칙하게 반복하는 호흡을 말한다.

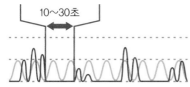

10~30초

깊이가 일정하지 않은 빠른 숨을 쉬다가 무호흡 상태가 된다. 숨 쉬는 시간이나 무호흡 시간은 일정하지 않다.

특징

- 뇌염이나 뇌종양 등에 의한 호흡중추의 장애이다.
- 병세가 위중해 생명의 위험이 임박해 있을 가능성이 있다.

쿠스마울 호흡

환기량이 많은 깊고 긴 호흡을 반복한다.

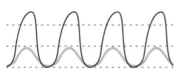

1회 환기량이 많은 깊고 긴 호흡이 규칙적으로 되풀이된다.

특징

- 대사성 아시도시스를 완충하려는 것이다.
- 이산화탄소를 많이 배출해 H^+를 줄이고 체액 pH를 높인다.
- 당뇨병성 케톤산증, 요독증, 소아의 중증 설사 등이 있다.

코골이

POINT

● 코골이는 수면 중 호흡에 수반하는 잡음이다.
● 코막힘이 있을 때나 음주 후 일시적으로 코를 골기도 한다.
● 만성 코골이는 비만이나 편도 비대 등이 요인이다.

코막힘 등이 원인인 일시적인 코골이

코골이는 수면 중에 일어나는 호흡 잡음을 말한다. 때로는 '드르렁 드르렁' 하는 소리를 내며 심하게 코를 골아 같은 방에서 자는 가족의 수면을 방해하기도 한다. 코골이는 어떤 원인으로 상기도가 좁아져, 그곳을 공기가 통과할 때 주위 조직이 떨리면서 소리가 나는 것이다.

감기나 꽃가루 알레르기로 인한 코막힘, 음주, 피로 등으로 인해 코를 골기도 하는데, 이러한 코골이는 감기 등이 나으면 해결되는 것 이므로 특별히 걱정하지 않아도 된다.

만성적인 코골이는 수면 무호흡을 수반할 수 있다

매일 밤 코를 고는데, 그것이 몇 년째 계속되고 있는 사람이 있다. 이러한 코골이의 원인은 비만, 편도 비대와 아데노이드, 작은 턱, 앙 와위(배와 가슴을 위로 하고 반듯이 누운 자세) 수면 습관 등을 들 수 있 다. 잠을 자면 온몸 근육의 긴장이 풀리고 목 주위의 근육도 이완된 다. 이때 반듯이 누워 자면 혀뿌리가 밑으로 처져(혀뿌리의 침하) 인두 를 막는데, 공기가 그곳을 통과할 때 코골이가 생긴다. 더욱이 음주 나 피로가 겹치면 코골이는 더 심해진다. 이러한 코골이는 옆으로 눕 기, 감량, 편도 비대 등을 치료하면 경감되기도 한다.

이런 원인으로 코를 고는 사람의 경우, 이따금 호흡이 멈추는 수 면 무호흡증(P.180 참조)을 수반하기도 한다. 수면 무호흡증이 있으면 질 좋은 수면을 취하지 못하기 때문에 낮에 심하게 졸려 일과 생활에 지장을 초래할 수 있다. 코골이는 또한 고혈압이나 당뇨병 같은 생활 습관병과도 깊은 관계가 있는 것으로 알려져 있다.

시험에 나오는 어구

코골이
수면 중에 일어나는 호흡 잡음을 말한다.

키워드

편도 비대
구개편도가 비정상적으로 커진 상태를 말한다.

아데노이드
인두편도가 비정상적으로 커진 상태를 말한다.

수면 무호흡증
수면 시 10초 이상 무호 흡을 반복하는 증상을 말 한다. 낮의 심한 졸음이나 일의 능률 저하 등을 초래 한다.

일반적인 코골이 요인

코막힘 증상이 있거나 과도한 음주를 했다면 누구나 코를 골 수 있다. 이러한 코골이 원인을 제거하면 해결될 가능성이 있다.

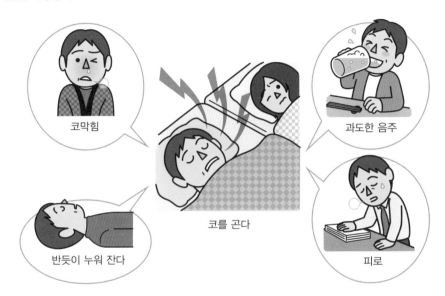

코막힘

과도한 음주

반듯이 누워 잔다

코를 곤다

피로

만성 코골이의 요인

매일 밤 몇 년간 계속되는 코골이의 요인은 비만과 편도 비대 등이며 음주와 피로는 이를 조장한다. 만성 코골이인 경우, 수면 무호흡증을 수반하는 경우도 있다.

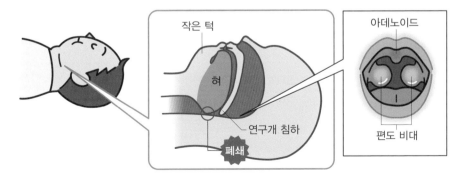

작은 턱

혀

연구개 침하

폐쇄

아데노이드

편도 비대

비만으로 인해 목 주위의 지방이 증가하면 등을 대고 누웠을 때 혀뿌리(설근)가 밑으로 처져 인두를 막는다. 공기가 지나가면 코를 골고 완전히 막히면 무호흡이 된다.

딸꾹질

POINT
- 딸꾹질은 횡격막의 경련으로 일어나는 갑작스러운 들숨이다.
- 잠시 후에 가라앉는 딸꾹질은 치료할 필요가 없다.
- 오래 지속되는 난치성 딸꾹질은 중대한 병이 원인일 수도 있다.

갑자기 횡격막에 경련이 일어나면서 딸꾹질이 나온다

딸꾹질을 의학적으로는 동기식 횡격막 플러터(singultus)라고 한다. 횡격막이 불시에 경련이 일어나 갑작스러운 들숨(흡기)이 일어나는 동시에 성문(목청문)이 닫히기 때문에 '딸꾹' 하는 소리가 나온다. 보통 딸꾹질은 몇 분, 길어도 한 시간 정도면 자연스럽게 가라앉지만, 24시간 이상, 드물게는 1개월 이상 지속될 수 있다.

딸꾹질의 원인은 대부분 명확하지 않지만, 대개 과식이나 과음, 자극적인 음식 등이 계기가 돼 일어난다. 또한 과환기 등으로 혈중 이산화탄소가 감소해도 일어날 수 있다.

멈추지 않는 딸꾹질은 중병 신호일 수도

단시간에 자연스럽게 가라앉는 딸꾹질은 진찰이나 치료가 필요 없다. 그러나 며칠이나 몇 주간 계속되는 딸꾹질은 난치성 딸꾹질(또는 지속성 딸꾹질)이라고 한다. 난치성 딸꾹질은 흉부 장기나 신장 질환, 뇌졸중이나 뇌종양 등 중대한 질병이 원인일 수 있으므로 병원에서 진찰을 받아 보는 것이 좋다. 딸꾹질 치료제로 흥분이나 불안을 가라앉히는 약을 처방할 수 있다. 단시간에 멈추는 딸꾹질이라도 정상적인 호흡을 방해하기 때문에 괴로운 데다 다소 피로하고 사람들 앞에서는 부끄러워 빨리 멈추기를 바라기 마련이다. 딸꾹질을 멈추는 방법으로는 숨을 멈추기, 찬물 마시기, 혀를 끌어당기기, 양쪽 귀에 손가락 넣기, 식초 마시기, 컵 맞은편으로 물 마시기, 놀라게 만들기 등 민간요법적인 방법이 오래전부터 전해지고 있지만, 효과는 뚜렷하지 않다.

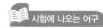
시험에 나오는 어구

딸꾹질
의학적으로는 딸꾹질을 동기식 횡격막 플러터(singultus)라고 하는데, 딸꾹질은 갑작스럽게 횡격막이 경련하면서 나온다.

난치성 딸꾹질
48시간 이상 이어지거나 반복적으로 나오는 딸꾹질을 말한다. 지속성 딸꾹질이라고도 한다. 원인 불명일 수도 있지만, 흉부 장기나 뇌의 중대한 질병이 원인일 수도 있다.

딸꾹질은 횡격막 경련

딸꾹질은 불시에 일어나는 횡격막 경련이다.

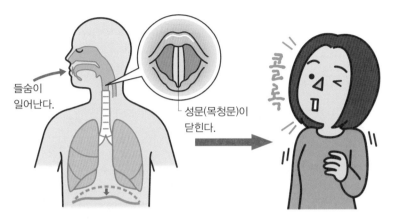

들숨이
일어난다.

성문(목청문)이
닫힌다.

콜록

어떤 계기로 횡격막이 경련하고 들숨이 일어나는 동시에 성문이 닫히면
'딸꾹' 하고 딸꾹질이 나온다.

딸꾹질을 일으키는 원인

알코올 과음, 빨리 먹기, 과식 등으로 인한 위 확장, 자극물 등이 딸꾹질을 일으키는 계기로 작용한다.
혈중 이산화탄소 농도 저하와 스트레스도 딸꾹질을 일으키는 원인일 수 있다. 난치성 딸꾹질의 경우에
는 흉부 장기나 뇌에서 병이 발견되기도 한다.

알코올 과음

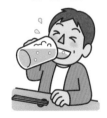

과식이나
빨리 먹기

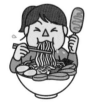

뜨거운 것이나
자극적인 음식 섭취

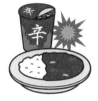

소리 지르기,
흐느껴 울기

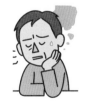

스트레스

흉부 내장 질환,
뇌졸중, 뇌종양 등

흉통

POINT
- 갑작스러운 흉통은 생명을 위협하는 질병일 수 있다.
- 기흉이나 폐렴, 폐암, 흉막염의 경우에 흉통이 일어난다.
- 급성 관동맥 증후군, 대동맥 해리 등에서도 흉통이 일어난다.

갑자기 심한 흉통이 일어난다면 구급차를 부른다

가슴 통증인 흉통은 생명과 관련된 질병의 증상인 경우가 적지 않다. 갑자기 심한 흉통이 일어나 가슴이 조이는 것처럼 아프거나, 타들어 가는 듯한 통증을 호소하거나, 목과 어깨로 확산하는 통증이나, 숨참, 식은땀, 메스꺼움, 안면 창백, 혈압 저하, 의식 수준 저하 등을 수반할 때는 구급차를 불러야 한다.

흉통이 나타나는 호흡기 질환에는 기흉(P.166 참조), 폐렴(P.158 참조), 기관지염, 천식(P.172 참조), 폐암(P.164 참조), 흉막염, 폐색전증, 기도 이물질 등이 있다. 흉강에는 벽측 흉막에 통증만을 감지하는 신경이 있으므로 이곳을 자극하면 통증이 생긴다.

호흡기 질환만 흉통이 일어나는 것은 아니다

흉부에 있는 심장이나 대혈관, 식도 같은 장기나 심지어 복부에 있는 위·십이지장, 담도 같은 장기 질환에서도 흉통이 일어날 수 있다. 특히 급성 관동맥 증후군(심근경색 등)은 강한 흉통을 일으키는 질병이다. 이 밖에 심막염, 심근염, 대동맥 해리, 흉부대동맥류, 식도암, 식도파열, 위·십이지장궤양, 담낭염 같은 병이 있을 때도 흉통이 일어난다.

또한 흉강 바깥쪽 피부나 뼈, 근육 등에 질병이 있을 때도 흉통이 일어난다. 늑간신경통, 흉부피부에 생긴 대상포진, 늑골 골절이나 늑골 종양 외에 유선염이나 유방암, 견관절주위염 같은 어깨질환이나 경추질환의 경우도 흉통이 일어나기도 한다.

시험에 나오는 어구

흉통
가슴 통증. 갑작스러운 심한 흉통은 생명에 지장을 줄 수 있다.

키워드

급성 관동맥 증후군
심장에 산소나 영양을 보내는 관상동맥에 혈전이 생기는 질환을 말한다. 불안정성 협심증이나 급성 심근경색을 말한다.

중대한 질병일 수도 있는 흉통과 수반 증상

갑작스러운 심한 흉통에 어깨나 턱의 통증, 숨참 등의 증상이 수반될 경우에는 생명을 위협하는 중대한 질병일 가능성이 있다.

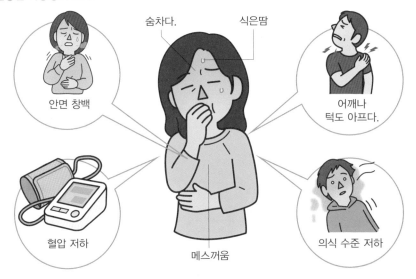

흉통을 일으키는 호흡기 질환

흉막염이나 기흉, 폐렴 등 호흡기 질환에도 흉통을 일으키는 질병이 있다. 갑작스러운 극심한 통증이나 둔하게 계속되는 통증, 호흡에 수반해 증감하는 통증 등 아픈 곳은 질병에 따라 다르다.

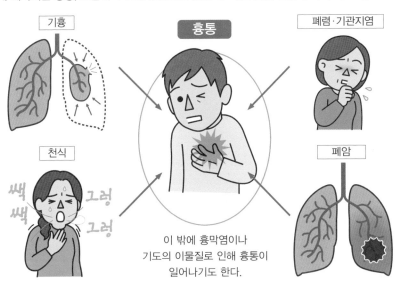

객혈

- 객혈은 기침과 함께 피가 뿜어져 나오는 것이다.
- 객혈의 원인은 기관지확장증이나 폐결핵 등 하기도나 폐의 출혈이다.
- 객혈의 혈액은 삼키지 않도록 주의해야 한다.

객혈과 혈담과 토혈은 구별할 수 있다

입에서 혈액이 뿜어져 나오는 증상에는 객혈과 토혈이 있는데, 객혈은 기침과 함께 호흡기에서 나오는 것, 토혈은 구토와 함께 소화관에서 나오는 것이다. 객혈의 혈액은 선홍색이며 기포가 섞여 있는 경우가 많고 토혈은 대개 암적색이며 소화 중인 음식이 섞여 있는 것이 특징이다.

가래에 혈액이 섞여 있는 상태는 혈담(P.92 참조)이라고 하며 그 원인은 주로 상기도의 출혈이다. 한편 객혈은 혈액 그 자체가 뿜어져 나오는 것으로, 그 원인은 주로 하기도(기관·기관지)나 폐의 출혈이다.

객혈이 나오면 질식하지 않도록 조치한다

객혈을 일으키는 질병으로는 기관지확장증, 폐결핵, 폐암, 기관지염, 폐렴 같은 기관지와 폐 질환이 있다. 폐경색이나 폐동맥류 등 폐의 혈관 질환이 있을 때도 객혈이 발생한다. 호흡기 이외에도 백혈병등 혈액 질환, 심부전, 승모판협착증이나 흉부대동맥류 등 심장·대혈관 질환, 모종의 결체조직질환 외 외상이나 이물질을 잘못 삼켜기도 점막이 손상된 경우에도 객혈이 나올 수 있다.

객혈이 나올 때는 혈액을 삼키지 않고 뱉어내도록 해야 한다. 출혈량이 많으면 혈액에 의해 질식할 우려가 있다. 바로 누우면 혈액이 목을 막아버릴 수 있으므로 혈액이 입에서 흘러나오도록 얼굴 또는 온몸을 옆으로 향하게 해야 한다. 객혈이 있는 경우에는 그 양에 상관없이 최대한 빨리 병원에 가서 진찰을 받고 치료를 받아야 한다.

시험에 나오는 어구

객혈
호흡기 출혈로 기침과 함께 혈액이 배출된다. 객혈은 하기도나 폐의 출혈이 원인이다.

토혈
소화기 출혈로 음식 찌꺼기가 섞여 나오기도 한다.

혈담
가래에 혈액이 섞인 것을 말한다. 주로 상기도의 출혈이다.

키워드

결체조직질환
혈관이나 장기에 염증을 일으키는 질병을 통틀어 말한다. 면역 체계의 이상에 의해 자신을 공격하는 자가면역반응으로, 여러 증상이 나타난다. 류마티스 관절염이나 전신 홍반성 루푸스 등이 대표적인 결체조직질환이다.

메모

오음(잘못 마심)과 오연 (잘못 삼킴)
잘못 마셨다(오음)는 것은 음식이 아닌 것을 삼켰다는 것을 의미한다. 잘못 삼켰다(오연)는 것은 음식을 잘못 먹어 기도에 들어가 버린 것을 가리킨다.

객혈과 토혈의 차이

입에서 혈액이 뿜어져 나오는 객혈과 토혈에는 뚜렷한 차이가 있다. 객혈은 혈액만 나오는 것, 혈담은 가래에 혈액이 섞여 나오는 것이다.

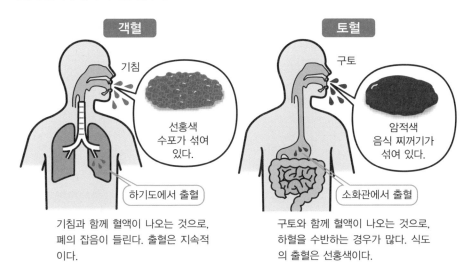

객혈

기침

선홍색 수포가 섞여 있다.

하기도에서 출혈

기침과 함께 혈액이 나오는 것으로, 폐의 잡음이 들린다. 출혈은 지속적 이다.

토혈

구토

암적색 음식 찌꺼기가 섞여 있다.

소화관에서 출혈

구토와 함께 혈액이 나오는 것으로, 하혈을 수반하는 경우가 많다. 식도 의 출혈은 선홍색이다.

객혈을 일으키는 질환

객혈은 호흡기 질환으로 생기는 경우가 많은데, 심장이나 대혈관 질환이나 혈액 질환, 결체조직질환 외 에 외상 등에서도 일어날 수 있다.

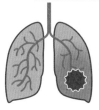

호흡기 질환

기관지확장증, 폐결핵, 기관지염, 폐렴, 폐암, 폐경색 등

기타 질환

결체조직질환, 혈관염, 백혈병 등

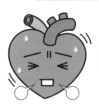

심장ᆞ혈관 질환

승모판협착증, 흉부 대동맥류, 심부전 등

의료행위, 외상 등

기관지경, 방사선 치료 등 의료 행위, 외상, 이물질 등

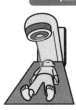

곤봉지

POINT

● 곤봉지는 손가락 끝이 곤봉처럼 뭉툭해지는 증상이다.
● 곤봉지가 생기면 손톱과 피부가 만나는 곳의 각도가 커진다.
● 폐암 환자에게서 흔히 볼 수 있으며 질병을 발견하는 계기가 된다.

호흡기 질환으로 손가락에 이상이 생긴다

곤봉지(곤봉 손발톱)는 손 발가락 끝이 북을 치는 북채처럼 뭉툭해지는 증상을 말한다. 호흡기 증상으로 손가락 이상이 거론되는 이유는 곤봉지가 폐암(P.164 참조) 환자에게서 흔히 볼 수 있는 증상이기 때문이다. 정상적인 형태는 손톱과 피부가 만나는 곳의 각도가 160°를 넘지 않지만, 곤봉지의 경우에는 그 각도가 커진다. 또한 손가락을 옆에서 봤을 때 관절 부분의 높이보다 손톱과 피부가 만나는 곳이 더 높은 것이 특징이다.

심장병이나 간장병이 있을 때도 곤봉지가 된다

곤봉지는 폐암 외에 폐섬유증, 폐농양, 기관지확장증, 만성 폐쇄성 폐 질환(COPD, P.168 참조) 등 호흡기 질환이나 선천성 심질환, 심부전, 간경변, 간암, 궤양성 대장염 같은 질병에서도 볼 수 있다. 또한 선천성인 경우도 있고 원인 불명으로 특별히 질병이 없는 경우도 있다. 어떤 메커니즘으로 곤봉지가 되는지 아직 밝혀진 것은 없다. 하지만 폐암 등 중대한 질병을 발견하는 단서가 되기 때문에 중요한 증상 중 하나이다.

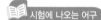 **시험에 나오는 어구**

곤봉지(곤봉 손발톱)
손가락 끝이 곤봉처럼 뭉툭해지는 증상을 말한다. 폐암 등 호흡기 질환이나 심장질환, 간장병 등에서도 볼 수 있다.

 메모

곤봉지는 낫는다
원인이 되는 병이 나으면 곤봉지도 원래 상태로 회복된다.

---

column **곤봉지와는 반대로 오목한 손톱이란?**

손가락 끝이 뭉툭해지는 곤봉지와는 반대로 손톱이 움푹 들어가는 숟가락손발톱(스푼 모양의 손톱)이라는 증상이 있다. 이는 심한 철 결핍 빈혈이나 영양불량 등에서 나타나는 증상으로, 운동 시 숨이 차거나 쉽게 피로해지는 등의 증상을 수반한다. 또한 숟가락손발톱은 곰팡이 감염이나 만성적으로 손톱이 뒤로 휠 듯이 힘이 들어가는 작업을 하는 사람에게도 나타날 수 있다.

곤봉지를 구분하는 방법

곤봉지는 손톱과 피부가 만나는 곳의 각도나 관절 부분과의 높이 차이로 구분한다.

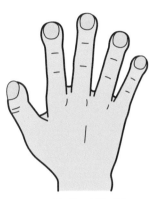

곤봉지는 손발가락
끝에 생긴다.

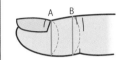

손톱과 피부가 만나는 곳의
각도가 160° 이하

손톱과 피부가 만나는 부분
의 높이(A)보다 관절부 높이
(B)가 높다.

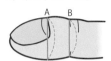

손톱과 피부가 만나는 곳
의 각도가 180° 이상

손톱과 피부가 만나는 부
분의 높이(A)가 관절부의
높이(B)보다 높다.

곤봉지가 나타나는 주요 질환

곤봉지는 대부분 폐암의 경우에 볼 수 있다고 하는데, 다음과 같은 병에서도 볼 수 있다.

호흡기 질환

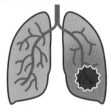

폐암이나 만성 폐쇄성 폐 질환,
폐섬유증 등

순환기 질환

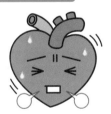

선천성 심질환, 울혈성 심부전 등

소화기 질환

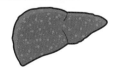

간경변, 간암, 궤양성 대장염 등

선천성 질병,
원인을 알 수 없는 것도 있다.

호흡 재활치료

재활치료라고 하면 뇌졸중 후 후유증을 예방하고 회복을 도모하기 위한 재활치료나 운동선수가 다치거나 수술을 한 후 경기에 복귀하기 위해 행하는 훈련을 떠올리는 사람이 많겠지만, 이 밖에 호흡기 질환이나 외상으로 호흡기 장애를 입은 사람들을 위한 호흡 재활치료도 있다.

호흡 재활치료는 중증 폐렴 등으로 폐에 손상을 입은 사람 또는 만성 폐쇄성 폐질환이나 간질성 폐렴 등 만성질환이 있는 사람, 근력이 저하되는 전신 질환이나 뇌혈관질환 등으로 호흡 기능이 떨어진 사람, 폐암 수술이나 폐 이식 등의 수술 전·수술 후 기관절개를 받은 사람 등을 대상으로 한다. 떨어진 호흡 기능의 회복을 도모하고 호흡 기능의 저하를 억제하며 숨이 차 헐떡이는 등의 증상을 개선해 삶의 질을 향상하기 위한 프로그램이다.

예를 들어, 만성 폐쇄성 폐 질환처럼 활동하면 숨이 차기 쉬운 질병이 있는 경우에도 힘들다고 누워 지내다 보면 온몸 근력이 저하되고 식욕이 저하돼 영양 불량 상태에 빠지게 된다. 그러므로 병세 등에 맞춰 산책이나 적당한 운동을 즐기며 일상의 신체 활동량을 유지할 필요가 있다. 이것도 호흡 재활치료의 일종으로, 특히 걷기는 중요한 재활치료로 자리잡고 있다.

편안하게 숨을 쉴 수 있도록 하는 호흡 훈련도 중요하다. 만성 폐쇄성 폐 질환의 경우에는 보통으로 숨을 쉬는 것보다 입술을 오므리고 숨을 쉬는 것이 편하기 (P.168 참조) 때문에 그 방법을 연습한다. 또한 호흡 보조근으로 작용하는 목이나 어깨 근육을 동원하지 않고도 편안하게 호흡할 수 있도록 복벽이나 횡격막을 제대로 사용하는 복식호흡을 하는 연습도 한다. 이러한 연습을 할 때는 가슴을 쫙 편 자세를 취하는 것이 중요하며 흉곽을 중심으로 한 상반신의 유연성도 필요하므로 이를 위한 스트레칭이나 가벼운 유연 운동도 한다.

가래가 늘어나면 기침이 계속되는 데다 운동요법에 방해가 되기도 하므로 가래를 잘 뱉어내는 방법도 배운다. 입과 성대를 벌리고 '헉' 하고 힘차게 숨을 내쉬며 가래를 뱉어내기도 하고 가래가 고여 있는 폐 구역이 높은 위치가 되게 체위를 취하는 흉부 물리요법 등을 실시하기도 한다.

제5장

호흡기 검사·측정

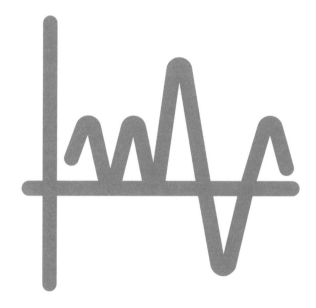

호흡기 검사·측정

폐기능 검사

POINT
- 스파이로미터로 숨을 들이마시고 내쉬는 모습을 측정한다.
- 폐활량이나 예비 흡기량 등을 측정하는 검사이다.
- 노력성 폐활량은 최대 흡기위에서 최대 노력으로 내쉴 수 있는 양이다.

얼마나 들이마시고 내쉬는지를 잰다

폐기능 검사는 스파이로미터(폐활량계, Spirometer)라는 기계로 폐활량을 측정하는 검사로, 호흡의 기능을 알기 위한 가장 기본적인 검사이다. 스파이로미터에서 나오는, 호스 끝부분에 붙어 있는 마우스피스를 입에 물고 코에는 공기가 새지 않도록 클립을 붙인다. 준비가 되면 간호사의 지시에 따라 숨을 들이쉬고 내쉰다. 먼저 몇 번, 평상시와 같이 들이마시고 내쉬기를 반복한다. 그런 다음 천천히 더 이상 뱉을 수 없는 때까지 숨을 내쉰다(최대 호기위). 천천히 최대한 숨을 들이마셨으면(최대 흡기위) 다시 끝까지 숨을 내쉰다. 그리고 평상 호흡으로 돌아간다.

이 측정의 결과를 그래프로 나타낸 것이 호흡 곡선(P.124 참조)인데, 이 호흡 곡선을 보면 폐활량과 예비 흡기량 등을 알 수 있다.

얼마나 힘차게 내쉬는지를 잰다

평상 호흡으로 돌아가서 몇 번 들이마시고 내쉬고를 반복했으면 다시 최대한 숨을 들이마신다. 더 이상 들이마실 수 없을 때까지 숨을 들이마셨으면 이번에는 단숨에, 최대한 빨리 그리고 끝까지 숨을 내쉰다. 다 내쉬고 난 후에는 다시 평상 호흡으로 돌아간다. 여기서 최대 흡기위에서 힘차게 끝까지 내쉴 수 있는 양을 노력성 폐활량이라고 한다.

평상 호흡에서 힘차게 내쉴 때까지의 모습을, 들이쉬거나 내쉰 양이 아니라 기류의 속도에 주목해 곡선(기류-용적 곡선, P.128 참조)을 그리면 폐나 기도의 기능을 자세히 평가할 수 있다.

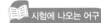 시험에 나오는 어구

폐 기능 검사
호흡 기능 검사라고 하기도 한다. 스파이로미터로 숨을 들이마시기도 하고 내쉬기도 해 폐의 기능을 측정한다.

노력성 폐활량
최대 흡기위에서 최대한으로 숨을 힘차게 끝까지 내쉴 수 있는 양을 말한다.

 메모

간호사가 하는 구호에 놀라기도 한다
폐기능 검사에서는 최대한 들이쉬고 힘차게 내쉬게 하기 위해 큰소리로 '더 더' 하고 외치는 간호사들의 소리에 놀라는 사람도 많다.

폐기능 검사 방법

스파이로미터의 마우스피스를 입에 물고 코에는 클립을 붙인 후 간호사의 지시에 따라 숨을 들이마시기도 하고 내쉬기도 하며 공기의 출입을 기록한다.

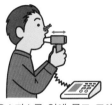

마우스피스를 입에 물고 코에는 클립을 붙인다. 몇 번 평상시대로 호흡한다.

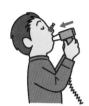

천천히 더 이상 들이마실 수 없을 때까지 들이쉰다.

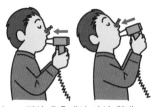

평상 호흡에서 다시 최대한 들이마신다.

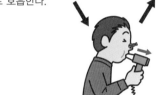

천천히 더 이상 내쉴 수 없을 때까지 내쉰다.

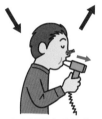

다시 천천히 내쉰다.

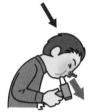

한 번에 최대한 빨리, 끝까지 내쉰다.

폐기능 검사로 알 수 있는 것

검사를 통해 들어오고 나간 공기의 양을 그래프로 나타낸 호흡 곡선과 기류 속도와 폐 속 공기의 양을 그래프로 나타낸 기류–용적 곡선을 얻을 수 있다. 이것을 바탕으로 폐의 기능을 평가한다.

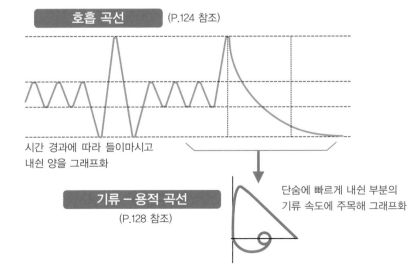

호흡 곡선 (P.124 참조)

시간 경과에 따라 들이마시고 내쉰 양을 그래프화

기류 – 용적 곡선
(P.128 참조)

단숨에 빠르게 내쉰 부분의 기류 속도에 주목해 그래프화

호흡 곡선

- 폐기능 검사의 모습을 그래프로 나타낸 것이다.
- 폐활량과 예비 흡기량, 예비 호기량 등을 알 수 있다.
- 1초량과 1초율은 단숨에 얼마나 빨리 내쉬었는지를 나타낸다.

폐기능 검사의 공기 출입을 그래프화

폐기능 검사에서 출입한 공기의 양을 그래프로 나타낸 것을 호흡 곡선(spirogram, 폐용량 곡선)이라고 한다. 가로축이 시간이고 세로축이 폐에 들어 있는 공기의 양이다(다음 페이지 참조).

이 그래프를 통해 먼저 1회 환기량, 폐활량, 예비 흡기량과 예비 호기량을 알 수 있다(P.60 참조). 폐활량은 성별과 나이, 신장에서 예측 폐활량을 산출할 수 있으므로 그 예측치와 실제 폐활량이 얼마나 부합하는지를 나타내는 % 폐활량(%VC)을 산출할 수 있다.

아무리 열심히 내뱉으려 해도 폐는 납작해지지 않으므로 어느 정도 공기가 남는다. 그것을 잔기량이라고 한다. 잔기량은 폐기능 검사로 측정할 수 없으므로 잔기량을 측정할 때는 헬륨이나 질소 등 인체가 흡입하지 않는 가스를 이용하거나 밀폐된 실내 기압 변화를 이용하는 등 특수한 방법을 쓴다.

단숨에 내뱉었을 때의 노력 호출 곡선

폐기능 검사의 마지막 부분에서 숨을 단숨에 최대한 빨리 내쉬는 것을 노력 호출, 그 모습을 그린 곡선을 노력 호출 곡선이라고 한다. 노력 호출에서 최대 흡기위에서 내쉴 수 있었던 양을 노력성 폐활량, 내쉬기 시작부터 1초간 내쉰 공기의 양을 1초량, 1초량의 노력성 폐활량 대비 비율(1초 동안 전체의 몇 %를 내쉬었는가)을 1초율이라고 한다. 그리고 % 폐활량과 1초율의 데이터를 조합하면 기도의 폐쇄나 폐의 확장 상태 등 폐에 어떤 이상이 있는지 알 수 있다(P.126 참조).

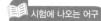
시험에 나오는 어구

호흡 곡선(spirogram)
폐기능 검사(스파이로메트리) 결과를 그래프에 나타낸 것을 말한다. 가로축이 시간, 세로축이 폐 속 공기량을 나타낸다.

% 폐활량(%VC)
성별, 나이, 신장으로 추정한 예측 폐활량에 대한 실제 폐활량의 비율을 말한다

1초량, 1초율
최대 흡기위에서 단숨에 최대한 빨리 내쉬었을 때 처음 1초 동안 뱉을 수 있는 양이 1초량, 1초량의 노력성 폐활량에 대한 비율이 1초율이다.

키워드

노력 호출 곡선
호흡 곡선의 최대 흡기위에서 단숨에 최대한 빠른 속도로 끝까지 내뱉을 때까지의 부분을 말한다.

호흡 곡선으로 폐의 용량을 알 수 있다

폐기능 검사 모습을 그래프로 나타낸 호흡 곡선으로 폐활량과 예비 흡기량, 예비 호기량 등을 알 수 있다.

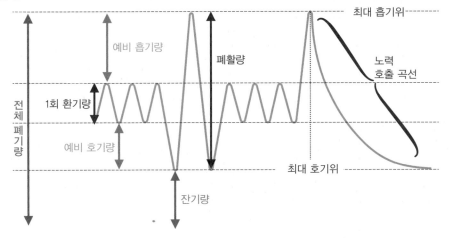

노력 호출 곡선과 1초량, 1초율

폐기능 검사의 최대 흡기위에서 최대 노력으로 내쉬는 과정을 나타내는 곡선을 노력 호출 곡선이라고 한다. 내쉬기 시작한 지 1초 만에 내쉰 양이 1초량, 그 노력성 폐활량에 대한 비율을 1초율이라고 한다.

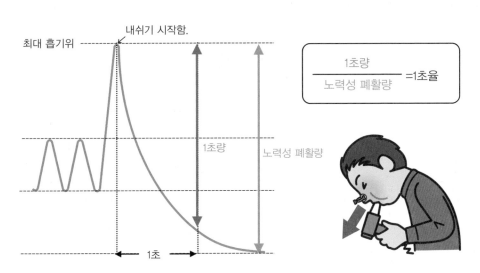

$$\frac{1초량}{노력성\ 폐활량} = 1초율$$

호흡 곡선으로 알 수 있는 장애

- % 폐활량 80% 미만, 1초율 70% 이상은 제한성 환기 장애이다.
- % 폐활량 80% 이상, 1초율 70% 미만은 폐쇄성 환기 장애이다.
- % 폐활량 80% 미만, 1초율 70% 미만은 혼합성 환기 장애이다.

% 폐활량과 1초율의 정상 범위

호흡 곡선에 나타난 % 폐활량과 1초율을 조합하면 폐에 어떤 이상이 있는지 알 수 있다.

% 폐활량은 폐활량 예측치에 대해 실측치가 몇 %였는지를 계산한 것이다. 예측치보다 실측치가 큰 경우는 문제가 없지만, 예측보다 작고 80% 미만인 경우에는 폐나 흉곽이 잘 확장하지 않는다는 것을 보여 준다. 1초율은 최대 흡기위에서 단숨에 내쉬었을 때 1초에 몇 % 내쉬었는지를 나타내는 수치이다. 1초율이 70% 미만인 경우, 기도 어딘가에 폐쇄가 있다는 것을 의심할 수 있다.

들이쉴 수 없는 환기 장애와 내쉴 수 없는 환기 장애

퍼센트 폐활량이 80% 미만이라도 1초율은 70% 이상인 경우를 제한성 환기 장애(구속성 환기 장애)라고 한다. 폐나 흉곽이 잘 확장하지 않기 때문에 폐활량이 예측보다 적은 반면, 기도에 폐쇄는 없으므로 숨을 내쉬는 데는 문제 없는 상태이다. 제한성 환기 장애는 간질성 폐렴(P.170 참조)이나 폐결핵(P.156 참조) 후유증 등에서 볼 수 있다.

% 폐활량은 80% 이상, 1초율이 70% 미만인 경우를 폐쇄성 환기 장애라고 한다. 폐와 흉곽은 충분히 확장하지만, 기도 폐쇄가 있어 내쉬기 어려운 상태이다. 폐쇄성 환기 장애는 만성 폐쇄성 폐 질환 (P.168 참조)이나 천식(P.172 참조) 등에서 볼 수 있다.

% 폐활량이 80% 미만이면서 1초율은 70% 미만인 경우를 혼합성 환기 장애라고 한다. 이것은 만성 폐쇄성 폐 질환 같은 폐쇄성 환기 장애가 진행된 경우에 볼 수 있다.

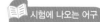

시험에 나오는 어구

**제한성 환기 장애
(구속성 환기 장애)**

% 폐활량 80% 미만, 1초율 70% 이상인 경우. 내쉬는 데는 문제가 없지만 충분히 들이마시지 못하는 상태이다.

폐쇄성 환기 장애

% 폐활량 80% 이상, 1초율 70% 미만인 경우. 숨을 들이마시는 데는 문제가 없지만 원활하게 내쉬지 못하는 상태이다.

혼합성 환기 장애

% 폐활량 80% 미만, 1초율 70% 미만인 경우. 제한성 환기 장애와 폐쇄성 환기 장애를 모두 아우르는 상태이다.

키워드

구속

속박, 행동의 자유를 제한한다는 뜻이다.

제한성 환기 장애와 폐쇄성 환기 장애

% 폐활량만 낮은 경우를 제한성 환기 장애, 1초율만 낮은 경우를 폐쇄성 환기 장애라고 한다. % 폐활량과 1초율 둘다 낮은 경우에는 혼합성 환기 장애라고 한다.

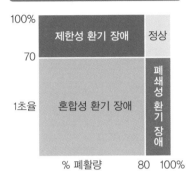

환기 장애의 분류

장애는 왼쪽과 같이 분류할 수 있다.
가로축의 % 폐활량은 80% 이상,
세로축의 1초율은 70% 이상이 정상이다.

제한성 환기 장애

폐나 흉곽이 잘 확장하지 않으며 숨을 들이마시기는 어렵지만, 기도에 막힘이 없으므로 내쉬기는 원활하게 할 수 있다.

% 폐활량: 80% 미만   1초율: 70% 이상

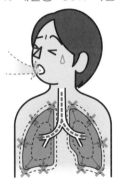
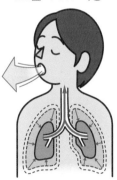

폐쇄성 환기 장애

폐나 흉곽의 확대에 문제가 없고 숨은 충분히 들이마시지만, 기도 폐쇄가 있으므로 내쉬기 어렵다.

% 폐활량: 80% 이상   1초율: 70% 미만

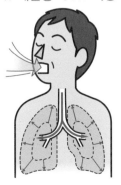
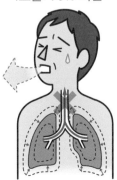

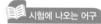

기류-용적 곡선

POINT

- 폐기능 검사의 노력 호출 곡선 부분을 기류 속도로 그래프화한 것이다.
- 단숨에 호출했을 때의 기류 속도 변화가 중요한 지표가 된다.
- 단숨에 호출했을 때의 최대 기류 속도를 최대 호기유량이라고 한다.

폐기능 검사의 기류 방향과 속도를 그래프화

폐기능 검사의 후반부에 평상 호흡으로 최대한 숨을 들이마신 후 단숨에 최대한 빨리 마지막 숨을 내쉬기까지의 공기의 출입과 그 기류 속도를 호흡 곡선과는 다른 방법으로 그래프로 나타낸 것이 기류-용적 곡선이다(다음 페이지의 위 그림). 가로축은 폐 속의 공기량을 나타내고 기점이 최대 흡기위, 오른쪽 끝이 최대 호기위이며 오른쪽으로 갈수록 폐 안의 공기량은 적어진다. 세로축은 기선에서 위가 호기의 기류 속도, 기선에서 아래가 흡기의 기류 속도이다.

그리고 '평상 호흡으로 들이마시고 내쉬고'를 반복하는 모습의 곡선은 다음 페이지의 아래 그림 ①과 같다.

힘차게 내뿜을 때의 기류 속도 변화가 중요하다

그다음에 '최대까지 들이마시는' 모습을 그래프로 그리면 다음 페이지의 아래 그림 ②와 같다. 들숨(흡기)의 기류는 0에서 서서히 빨라지고 정점에 도달한 후 서서히 느려지며 더 이상 들이마실 수 없게 되면 0이 된다. 그 지점이 최대 흡기위이다. 힘차게 숨을 내쉬고, 끝까지 다 내쉬는 모습은 다음 페이지의 아래 그림 ③과 같이 산형 그래프가 된다. 호기의 기류 속도는 급격히 상승해 정점을 그리면 그 후에는 조금씩 기세가 떨어지다 최대 호기위에서 0이 된다. 이 산형 부분의 가장 높은 점을 최대 호기유량(피크 플로)이라고 한다. 또한 전체 노력성 폐활량의 50%를 내쉰(나머지 50%) 순간의 호기의 기류 속도를 V50이라고 하고, 75%를 내쉰(나머지 25%) 순간의 기류 속도를 V25라고 하는데, 이는 환기 장애를 평가하는 데 중요한 지표가 된다.

시험에 나오는 어구

기류-용적 곡선
폐기능 검사의 평상 호흡 후 최대 흡기위에서 노력 호출할 때의 호기 기류 속도와 폐 속의 공기량을 그래프로 나타낸 것을 말한다. 폐 기능 평가에 유용하다.

최대 호기유량
최대 흡기위에서 노력 호출했을 때의 기류 속도의 최대치를 말한다. 피크 플로(peak flow)라고도 한다.

피크 플로 (peak flow)
최대 호기유량을 말한다.

V50
최대 흡기위로부터 노력 호출하는 과정에서 노력성 폐활량의 50%를 내쉬었을 때의 기류 속도를 말한다.

V25
최대 흡기위로부터 노력 호출하는 과정에서 노력성 폐활량의 75%를 내쉬었을 때(나머지 25%)의 기류 속도를 말한다.

기류―용적 곡선

폐기능 검사 후반부의 평상 호흡을 할 때, 최대로 들이마신 후 단숨에 최대한 빨리 끝까지 내쉬는(노력 호출) 시점의 기류 속도를 그래프로 만든 것을 말한다.

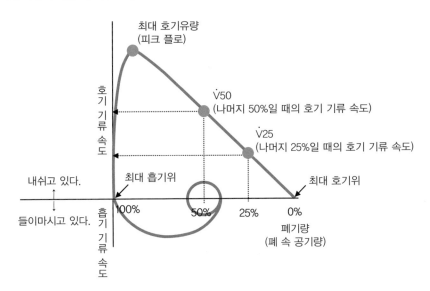

기류―용적 곡선 각부의 의미

기류―용적 곡선은 평상 호흡, 최대까지 들이마시는 곳, 노력 호출의 세 부분으로 이뤄진다.

① 평상 호흡으로

② 최대까지 들이마신다

③ 노력 호출

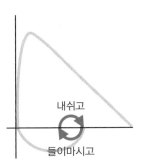

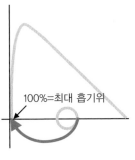

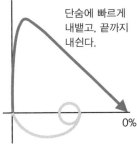

평상 호흡을 할 때의 곡선. 호흡을 반복하면 곡선은 빙글빙글 돈다.

보통으로 내쉰 다음, 최대한 들이마실 때의 곡선이다.

최대 흡기위로부터 단숨에 최대한 빨리 끝까지 내쉬었을 때의 곡선이다.

기류-용적 곡선의 이상

POINT

● 노력 호출의 호기 기류 속도 변화로 환기 장애를 추측한다.
● 폐활량은 저하되고 기류 속도는 잘 떨어지지 않는 제한성 환기 장애이다.
● 기류 속도가 저하돼 곡선이 아래로 움푹 패이는 폐쇄성 환기 장애이다.

정상적인 모양의 기류-용적 곡선

기류-용적 곡선에서는 호기의 기류 속도 변화가 중요하다. 정상의 경우에는 129페이지와 같은 곡선을 그린다. 호출을 시작하고 급격하게 기류 속도가 상승해 정점에 도달하는 곳은 기관이나 비교적 굵은 기관지(중추기도) 부분의 공기를 단숨에 내뿜는 모습을 보여 준다. 정점 후 직선적으로 기류 속도가 떨어지는 곳은 가는 기관지나 폐포 등 말초 기도의 공기를 뽑어 다 내쉬려고 하는 모습을 보여 준다.

곡선의 폭이 좁다, 곡선이 오목하다, 곡선 전체가 작다

폐가 잘 확장되지 않는 제한성 환기 장애가 있으면 폐로 들어가는 공기의 전체 양이 줄어들기 때문에 곡선의 폭이 좁아진다. 또한 폐포 바로 앞의 세기관지가 확장돼 공기 배출이 용이하므로 기류 속도는 그다지 떨어지지 않은 채 지나간다.

기도 어딘가에 폐쇄가 있는 폐쇄성 환기 장애가 있으면 곡선 전체가 작아지는 듯한 변화를 볼 수 있다. 예를 들면, 천식(P.172 참조)의 경우 가는 기관지가 전체적으로 좁아져 있어 갑자기 기류 속도가 떨어지고 정점 후 곡선이 오목한 모양을 그린다. 그리고 만성 폐쇄성 폐질환(P.168 참조)이 있으면 폐활량 자체가 크게 감소하는 데다 기류 속도도 극단적으로 떨어져 곡선은 아주 오목한 모양이 된다.

상기도에 암이나 흉터 등으로 인한 협착이 있으면 폐로 흡입할 수 있는 공기의 양은 그다지 저하되지 않지만 아무리 열심히 뱉으려 해도 일정 이상의 기류 속도가 나오지 않기 때문에 곡선은 산형이 아닌 평평한 라인을 그린다.

🔒 키워드

중추 기도와 말초 기도
비강에서 후두까지의 상기도와 기관이나 비교적 굵은 기관지까지를 중추 기도, 가는 기관지에서 끝을 말초 기도라고 한다.

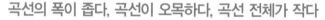

기류-용적 곡선에서 볼 수 있는 이상

기류-용적 곡선의 모양을 보면 폐나 기도에 어떤 이상이나 질병이 있는지 추측할 수 있다.

제한성 환기 장애의 기류 – 용적 곡선 예

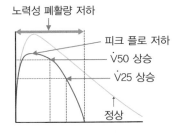

노력성 폐활량 저하

피크 플로 저하
$\dot{V}50$ 상승
$\dot{V}25$ 상승

정상

폐섬유증 등의 예
폐나 흉곽이 잘 확장되지 않기 때문에 노력성 폐활량이 저하한다. 세기관지 등이 확장되기 때문에 기류 속도는 중간까지는 별로 저하되지 않는다.

폐쇄성 환기 장애의 기류 – 용적 곡선 예

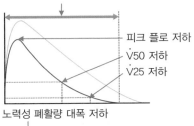

노력성 폐활량 약간 저하

피크 플로 저하
$\dot{V}50$ 저하
$\dot{V}25$ 저하

천식 등의 예
말초의 기도가 전체적으로 좁아져 있어 기류 속도가 저하한다.

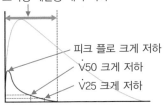

노력성 폐활량 대폭 저하

피크 플로 크게 저하
$\dot{V}50$ 크게 저하
$\dot{V}25$ 크게 저하

만성 폐쇄성 폐 질환 등의 예
노력성 폐활량이 크게 저하하고 말초 기도의 협착으로 기류 속도도 크게 저하한다.

상기도 폐쇄 기류 – 용적 곡선 예

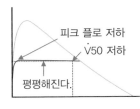

피크 플로 저하
$\dot{V}50$ 저하

평평해진다.

암 등에 의한 상기도의 폐쇄 예
상기도에 극단적으로 좁아진 곳이 있으면 열심히 내쉬려 해도 일정 이상의 기류 속도가 나지 않는다.

131

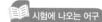

동맥 혈액가스 분석

- ● 동맥혈을 채취해 산소 등의 가스 분압을 측정하는 검사한다.
- ● 팔이나 다리 동맥에서 혈액을 채취해 즉시 분석한다.
- ● 동맥혈의 산소와 이산화탄소의 분압과 pH를 측정한다.

동맥혈의 가스 분압을 보면 호흡 기능의 상태를 알 수 있다

혈액에 녹아든 산소와 이산화탄소의 양, 혈액의 pH 등을 측정하면 호흡 기능이 정상적으로 작용하는지 알 수 있다. 동맥 혈액가스 분석은 호흡기 질병 평가뿐만 아니라 응급의료 현장에서도 이뤄지는 중요한 검사이다.

이 검사를 하려면 동맥에서 혈액을 채취해야 하는데, 동맥 채혈은 건강검진 등에서 실시하는 정맥 채혈만큼 간단하지 않다. 정맥에서 채혈할 때는 피부 바로 아래를 지나는 피 정맥을 이용할 수 있는데 반해, 동맥은 몸속 깊은 곳을 지나고 있어 바늘을 찌르기 어려운 데다 혈압이 높아 채혈 후 지혈에도 신경 써야 한다.

일반적으로 동맥혈은 손목의 요골동맥이나 팔꿈치 근처의 상완동맥, 다리 관절의 대퇴동맥 등에 바늘을 찔러 채혈한다. 동맥혈은 채취 후에도 대사가 진행돼 변화해 버리기 때문에 최대한 빨리 측정기에 놓고 분석해야 한다.

동맥혈 산소분압과 동맥혈 이산화탄소분압

동맥 혈액가스를 분석할 때는 동맥혈 산소분압(P_aO_2)과 동맥혈 이산화탄소 분압(P_aCO_2), pH를 측정한다. 또 이들 측정치에서 동맥혈 산소포화도(혈액 속 헤모글로빈의 몇 %가 산소와 결합돼 있는가? S_aO_2)나 중탄산이온(HCO_3) 등을 산출한다. 정상일 때는 동맥혈 산소분압이 80~100Torr, 동맥혈 이산화탄소 분압이 35~45Torr, pH는 7.35~7.45, 동맥혈 산소포화도는 95% 이상이다. 이를 벗어나는 경우에는 호흡 기능에 어떠한 이상이 있을 것으로 추측한다.

시험에 나오는 어구

동맥 혈액가스 분석
동맥에서 혈액을 채취해 산소 분압이나 이산화탄소 분압 등을 측정하는 검사를 말한다. 호흡의 기능이 정상적으로 작동하는지 알아보는 것이다.

동맥혈 산소포화도
S_aO_2로 표기한다. 동맥혈 중 적혈구의 헤모글로빈의 몇 %가 산소와 결합돼 있는지를 나타내는 수치이다. 95% 이상이 정상이다.

키워드

가스 분압
여러 가스가 섞인 가스 안에서 한 가스에 의해 생기는 압력을 말한다. 단순히 분압이라고도 한다(P.14 참조).

동맥에서 채혈해 분석한다

동맥은 몸속 깊은 곳을 지나고 있어 바늘을 찌르기가 어렵다. 또 혈관에 가해지는 압력이 높으므로 지혈을 잘해야 한다.

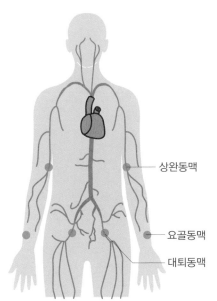

상완동맥

요골동맥

대퇴동맥

채혈은 요골동맥에서 하는 경우가 많다.

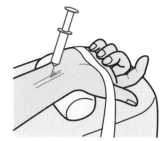

동맥이 깊은 곳을 지나기 때문에 정맥 채혈보다 각도를 맞춰 바늘을 찌른다.

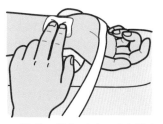

채혈 후 지혈을 제대로 해야 한다.

동맥 혈액가스 분석의 항목과 정상치

채혈한 동맥혈은 바로 분석기에 놓는다. 이 수치들은 호흡기의 기능뿐만 아니라 신장과 심장, 체액의 상태를 알기 위해서도 중요하다.

항목	정상치	이상치의 경우
동맥혈 산소분압 P_aO_2	80~100Torr	저하: 호흡부전
동맥혈 이산화탄소 분압 P_aCO_2	35~45Torr	상승: 폐포 저환기, 호흡성 아시도시스 저하: 폐포 과환기, 호흡성 알칼로시스
pH	7.35~7.45	상승: 알칼리혈증 저하: 산혈증

동맥 혈액가스 분석 결과로부터 동맥혈 산소포화도, 중탄산이온농도(HCO_3) 등을 산출한다.

133

맥박 산소포화도 측정기

POINT

- 손가락 끝에 끼우기만 하면 동맥혈의 산소포화도를 알 수 있다.
- 산화·환원 헤모글로빈의 빛 투과율 차이를 이용한다.
- 매니큐어를 바르거나 손가락 혈류가 저하돼 있으면 정확하게 측정하기 어렵다.

맥박 산소포화도 측정기의 원리

동맥 혈액가스 분석은 동맥에 바늘을 꽂아야 하므로 동의가 없으면 실시할 수 없다. 하지만 맥박 산소포화도 측정기가 있으면 손가락에 끼우기만 하면 누구나 즉시 동맥혈의 산소포화도를 측정할 수 있다. 맥박 산소포화도 측정기로 측정한 산소포화도는 경피적 산소포화도(SpO_2)라고 한다.

맥박 산소포화도 측정기는 손가락에 빛을 주어 산소포화도를 측정한다. 산소와 결합해서 선홍색이 된 산화 헤모글로빈과 산소를 내놓고 암적색이 된 환원 헤모글로빈은 빛이 통과하는 속도가 다르다. 더욱이 손가락에 있는 혈관과 혈관 이외의 조직 중 두께가 변화하는 것은 맥박이 뛰는 동맥뿐이다. 그래서 이 맥박이 뛰는 동맥의 모습을 감지해서 동맥 내 혈액의 빛 투과 상황만을 추출해서 동맥 내 산화 헤모글로빈의 비율을 알아 내는 것이다.

매니큐어를 하고 있으면 정확하게 측정하지 못할 수도

경피적 산소포화도의 정상치는 대략 100~95%이고, 95% 미만일 경우에는 호흡 기능이 저하한 것으로 볼 수 있다. 다만, 수치는 나이가 들면서 저하되는 경향이 있다. 맥박 산소포화도 측정기는 장착한 상태에서도 몸에 큰 부담이 없으므로 수면 무호흡증(P.180 참조)을 평가할 때 등 수면 시 측정에도 이용할 수 있다. 손가락을 끼우는 프로브의 얼룩, 손가락에 얼룩이나 매니큐어 등이 있으면 잘 측정하지 못할 수 있다. 또한 추위로 손가락 끝의 혈류가 나빠져 있을 때 극단적인 저혈압 등으로도 정확한 측정을 할 수 없게 된다.

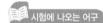

시험에 나오는 어구

맥박 산소포화도 측정기
손가락 끝에 끼워 동맥혈의 산소포화도를 측정할 수 있는 기기를 말한다. 산화 헤모글로빈과 환원 헤모글로빈의 빛 투과율이 다른 점을 이용한 것이다.

경피적 산소포화도
맥박 산소포화도 측정기로 측정하는 것으로 피부를 통해 측정하는 산소포화도라는 뜻이다. 동맥혈을 채취할 필요가 없어 간편하지만, 손가락 혈류의 영향을 받는다.

키워드

프로브
프로브(probe)에는 '탐사'나 '탐색을 위한 바늘' 등의 의미가 있다. 측정하는 대상물에 닿는 부분을 프로브라고 한다.

맥박 산소포화도 측정기의 유형

맥박 산소포화도 측정기에는 측정할 때마다 장착하는 클립식과, 병원 등에서 장시간 장착한 채 지속적으로 모니터하는 타입이 있다.

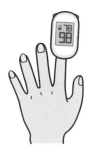

본체째 손가락에 끼워서 측정하는 타입이다. 측정할 때마다 장착한다.

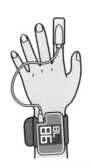

프로브와 본체가 나눠 있는 타입이다. 장시간 장착한 채로 둔다.

산소포화도를 측정할 수 있는 스마트 워치도 있다.

맥박 산소포화도 측정기의 원리

손가락에 적색광과 적외선을 쬐고 반대편에서 빛의 투과 상황을 감지한다. 산화 헤모글로빈이 적색광을 잘 통과한다는 점, 그리고 관찰하고자 하는 동맥은 손가락 조직 중 유일하게 두께가 변한다는 점을 계산해 동맥혈의 산소포화도를 산출한다.

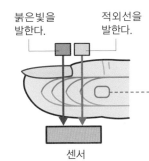

붉은빛을 발한다. 적외선을 발한다.

센서

프로브에서 적색광과 적외선이 나오는데, 손가락 반대편 센서로 빛의 투과 상황을 감지한다.

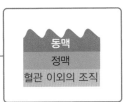

동맥
정맥
혈관 이외의 조직

손가락에 있는 조직 중 유일하게 두께가 변화하는 동맥 내 산화 헤모글로빈과 환원 헤모글로빈의 비율을 계산한다.

산화 헤모글로빈

환원 헤모글로빈

선홍색 산화 헤모글로빈과 암적색 환원 헤모글로빈은 빛의 투과율이 다르다(붉은빛은 산화 헤모글로빈이 더 잘 투과한다).

흉부 X선 검사

POINT

- 가슴에 X선을 조사하고 투과한 X선을 검출해 사진으로 찍는다.
- 공기는 검게 나오고 지방과 수분, 뼈는 희게 나온다.
- 흰색 음영의 모양이나 크기, 보이는 방식 등으로 병을 발견한다.

고통 없이 쉽게 많은 정보를 얻을 수 있는 검사

건강검진을 할 때 '반드시'라고 해도 좋을 정도로 대부분 실시하는 검사가 흉부 X선 검사이다. 선 자세로 가슴에 X선을 조사하고 반대 측에서 투과한 X선을 검출해 흑백 영상을 만드는데, 흉부 X선 검사를 하는 데는 시간도 걸리지 않고 통증도 전혀 없다. 그에 반해 흉부 X선 검사로 정말 많은 정보를 얻을 수 있어 호흡기나 심장 등 흉부 질환을 진단할 때 가장 먼저 시행한다. 흉부 X선 검사를 할 때 방사선을 쬐지만, 그 양은 자연환경에서 1년 동안 받는 선량보다 훨씬 적은 양이다. 기본적으로는 안전한 검사이나 임신 초기에 태아가 형성되는 시기는 피하는 것이 좋다.

X선은 공기나 지방조직 등 부드러운 조직은 잘 투과하고 사진에는 검게 찍힌다. 한편 뼈는 X선을 통과하기 어려워 하얗게 찍힌다. 장기나 혈관 등의 조직은 그 밀도와 두께에 따라 희게 찍힌다.

폐가 하얗게 비칠 때는 뭔가 병변이 있다

흉부 X선 검사에서 검게 찍혀야 할 폐의 일부가 하얗게 돼 있는 경우, 그곳에는 공기가 들어 있지 않거나 종양이나 석회화, 이물질이나 물 등이 존재한다는 것을 보여 준다. 하얗게 보이는 부분의 모양이나 보이는 방식에는 갈고리 모양, 원형이나 타원형의 크고 작은 덩어리, 선 모양의 그림자, 그물 모양 등 다양한 유형이 있다. 또한 흰색 덩어리나 검은 공동이 보일 때 경계가 분명한지 불분명한지도 중요한 정보이다. 또한 경계가 불분명한 흰색 덩어리 같은 것이 보일 때는 종양일 가능성이 있다.

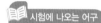 **시험에 나오는 어구**

흉부 X선 검사
흉부에 X선을 조사하고 반대 편에서 X선의 투과 상황을 검출해 사진으로 만든다. 공기는 검게, 뼈는 희게 나온다.

 키워드

X선
방사선의 하나이다. 발견자의 이름을 따서 렌트겐선이라고도 한다.

 메모

필름이 아닌 디지털 데이터로
이전에는 몸을 통과한 X선으로 감광하는 필름을 사용했다. 하지만 최근에는 검출기로 검출하고 데이터를 기기에서 영상으로 구성한다.

흉부 X선 검사 방법

검사복으로 갈아입고 검출기 앞에 서서 팔이 찍히지 않도록 한 다음 숨을 크게 들이마셨다가 멈춘다.
등 쪽에서 흉부에 X선을 조사해 가슴 앞의 검출기로 투과한 X선을 검출, 영상을 구성한다.

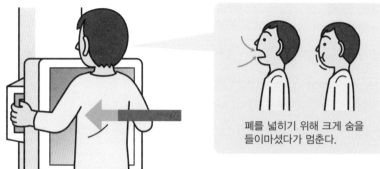

폐를 넓히기 위해 크게 숨을
들이마셨다가 멈춘다.

금속이 붙은 옷을 벗고 필름 또는
검출기 앞에 선다.

검사 목적이나 환자의 상태에 따라
서는 옆에서 촬영하기도 하고 누운
자세로 촬영하기도 한다.

흉부 X선 검사를 보는 방법과 소견

흉부 X선 사진에 평소보다 검거나 흰 그림자가 있는 경우, 그 색의 농도나 모양, 보이는 방식 등을 보
고 어떤 이상이 있는지 판정한다.

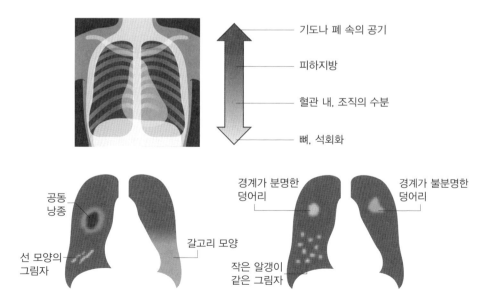

기도나 폐 속의 공기

피하지방

혈관 내, 조직의 수분

뼈, 석회화

공동
낭종

선 모양의
그림자

갈고리 모양

경계가 분명한
덩어리

경계가 불분명한
덩어리

작은 알갱이
같은 그림자

흉부 CT·MRI

POINT
- CT와 MRI는 신체 단면의 영상을 얻어 질병을 찾아 내는 검사이다.
- X선을 이용해 신체 단면의 영상을 얻는 CT검사이다.
- MRI는 자력과 전자파를 이용해 몸의 단면과 혈관 상태를 살피는 MRI검사이다.

X선을 이용해 몸의 단면을 그려 내는 CT

CT는 'Computed Tomography'의 약자로, 컴퓨터 단층 촬영이라고도 한다. 도넛 같은 기계에 들어가면 주위에서 X선이 조사되고 몸을 투과한 X선이 반대쪽에서 검출된다. 검출한 데이터를 컴퓨터로 분석해 몸의 수평 단면 영상을 구성한다. CT 기술은 급속하게 발달해 지금은 수평 단면뿐만 아니라 시상단면 같은 영상이나 3D 영상, 조영제를 사용한 혈관 조영 등 다양한 영상을 얻을 수 있다.

CT는 X선을 사용한 검사이므로 흉부 X선 검사와 마찬가지로 공기는 검고 뼈는 하얗게 나온다. 또한 장기마다 명암 대비가 높아 종양이나 염증, 흉터 등의 이상을 파악할 수 있는 영상을 얻을 수 있다.

강력한 자력과 전자파를 사용하는 MRI

MRI는 'Magnetic Resonance Imaging'의 약자로, 우리말로는 자기 공명 영상 진단 장치라고 한다. 기계는 CT와 비슷하지만, MRI에서는 자력과 전자파를 사용하므로 방사선 피폭은 없다. 강한 자력 속에 몸을 두고 전자파를 가하면 체내 수소 원자가 공명해 전자파를 낸다.

신체 부분에 따라 수소 원자의 분포가 다르므로 발생한 전자파를 검출해 보면 장기나 병소 등의 모습을 알 수 있다. MRI에서는 수평 단면, 시상단면, 사선단면 등 임의의 단면 영상을 얻을 수 있다. 무엇을 하얗게 또는 검게 강조할 것인지를 여러 패턴으로 바꿔서 표시할 수 있고 특히 혈관의 모습이나 새로운 출혈 등의 검출에도 뛰어나다.

시험에 나오는 어구

CT
'Computed Tomography'의 머리글자로, 컴퓨터 단층촬영이라고도 한다. 몸을 투과한 X선을 검출하고 컴퓨터로 몸의 단면 영상을 구성한다.

MRI
'Magnetic Resonance Imaging'의 머리글자로, 자력과 전자파를 이용해 체내 수소 원자의 행동을 검출함으로써 체내의 모습을 영상화한다. 임의의 단면을 그릴 수 있다.

키워드

시상단면
몸을 세로로 가르는 방향의 면을 말한다.

자력
자석이나 전류가 발생시키는 자기장에서 자석이나 철 사이에 작용해 끌어당기거나 반발하는 힘을 말한다.

전자파
가시광선, 자외선이나 적외선, 방사선, 텔레비전이나 휴대전화의 전파 등을 통틀어 이른다.

흉부 CT 방법과 얻을 수 있는 영상

CT에서는, 몸을 360도 회전하면서 X선을 조사하고 반대측 검출기로 X선을 투과한다. 그리고 이를 해석해 단면의 영상을 구성한다.

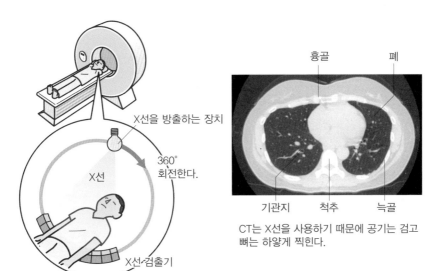

X선을 방출하는 장치

360°
회전한다.

X선

X선 검출기

흉골 폐

기관지 척추 늑골

CT는 X선을 사용하기 때문에 공기는 검고 뼈는 하얗게 찍힌다.

MRI 원리

MRI는 자력과 전자파를 사용해 체내 영상을 얻는 검사이다. 자기장 안에서 전자파를 쏘기도 하고 멈추기도 하면서 수소 원자핵에서 나오는 전자파를 검지하고 이를 해석해 단면의 영상을 구성한다.

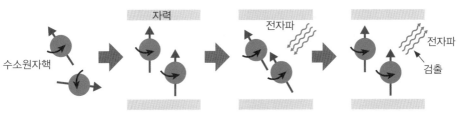

자력

전자파

전자파

수소원자핵

검출

수소 원자력은 서로 다른 방향을 향한다.

자기장에 두면 원자핵의 회전축이 모인다.

전자파를 쏘면 회전축 방향이 바뀐다.

전자파를 멈추면 회전축이 돌아오면서 전자파가 나온다.

기관지경 검사

POINT

- 기관지 속을 전용 내시경으로 관찰하는 기관지경 검사이다.
- 다른 검사를 하다 의심되는 병이 있을 때 실시한다.
- 종양 샘플을 채취하기도 하고 이물질을 제거하기도 한다.

기관지 전용 내시경으로 안을 들여다본다

내시경은 가느다란 관 끝에 라이트와 카메라가 달린 검사기기로, 몸의 가는 관 속을 관찰할 수 있어 위나 장을 검사할 때 많이 쓴다. 이 기관지용 내시경이 기관지경이다. 기관지경을 코나 입에 삽입하고 손으로 조작하면서 선단을 인두·후두, 기관, 기관지로 진행해 안을 관찰하는 검사가 기관지경 검사이다. 일반적인 기관지경은 선단을 구역기관지(P.36 참조)까지 진행할 수 있으므로 그 앞의 기관지가 분기하는 곳까지 들여다볼 수 있다.

기관지경에는 구불구불 자유롭게 휘어지는 연성 기관지경과 곧아 구부러지지 않는 경성 기관지경이 있다. 일반적인 검사에는 연성 기관지경을 사용한다.

암 등 조직 채취나 지혈 조치를 하기도 한다

기관지경 검사는 흉부 X선 검사 등과 달리 쉬운 검사가 아니기 때문에 다른 검사를 하다 어떤 질병이 의심될 때 더 자세히 알아보기 위해 진행한다. 기도 안이나 그 주위를 관찰해 암 등 병변을 발견하는 한편, 병변의 조직 샘플을 채취하기도 하고 혈액이나 기도 분비물을 흡입하기도 하며 이물질이 있으면 제거하기도 한다. 이 밖에 레이저를 조사해 출혈을 멈추는 처치를 하기도 하고, 스텐트를 유치해 기도를 확보하는 치료를 하기도 한다.

기관지경으로 직시할 수 없는 곳에 있는 병변은 외부에서 X선이나 초음파를 한 후 그 영상으로 병변의 위치를 확인하면서 기관지경 끝을 펴서 병변 조직을 채취하기도(생검) 한다.

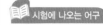

시험에 나오는 어구

기관지경
기관지를 관찰하기 위한 내시경을 말한다. 일반 검사에서는 자유자재로 휘어지는 연성 기관지경을 사용하지만, 스텐트 유치 등 어떤 처치에는 곧고 구부러지지 않는 경성 기관지경을 사용하기도 한다.

키워드

스텐트
금속으로 만든 가는 튜브 모양의 구조물을 말한다. 혈관 등 관 속에 유치해 내강을 넓히는 데 사용한다.

기관지경의 구조와 검사 영상

기관지경은 위장 검사용 내시경보다 가늘다. 기관지경 끝에 붙어 있는 카메라로 기관지 속을 관찰하는 한편, 조직을 채취하거나 흡인 등의 처치를 하기도 한다.

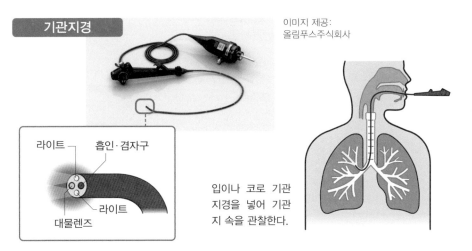

이미지 제공:
올림푸스주식회사

입이나 코로 기관지경을 넣어 기관지 속을 관찰한다.

기관지경으로 실시하는 검사와 처치

기관지경에 생검 겸자 같은 기구를 넣어 암 등의 조직을 채취하는 생체 검사(생검)를 한다. 분비물 흡입이나 스텐트 유치, 레이저에 의한 지혈 등의 처치나 치료를 하기도 한다.

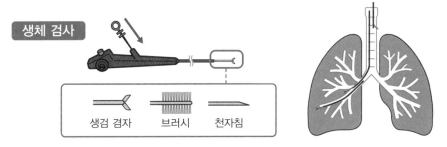

암 등 병변 조직을 생검 겸자나 바늘 등으로 채취해 자세한 검사를 한다.

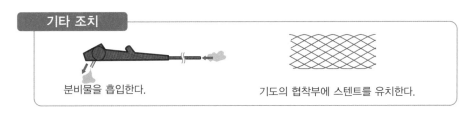

분비물을 흡입한다.

기도의 협착부에 스텐트를 유치한다.

141

객담 검사

POINT
- 객담을 채취해 현미경으로 관찰하는 검사이다.
- 세균 감염이 있는 경우, 그 원인균을 밝힌다.
- 이형세포가 포함된 경우에는 폐나 인후암을 의심해 볼 수 있다.

가래에 섞인 고름을 현미경으로 조사해 세균을 발견한다

객담은 가래(P.92 참조)를 말하는 것으로, 기도 분비물이 늘어나다 삼키지 못한 가래는 기침과 함께 입에서 뿜어져 나오기 마련이다. 그 객담을 채취해 현미경으로 관찰하면 안에 세균이나 암세포 등이 발견되기도 하는데, 그것을 자세히 조사해 질병을 진단한다.

폐렴을 일으키거나 그 원인이 되는 세균을 밝히고 싶을 때는 객담 세균 검사를 한다. 검사를 하는 데는 객담에 포함된 고름이 필요하다. 우선 채취한 객담을 육안이나 현미경으로 관찰하는데, 채취한 것이 타액이 아닌 객담이며 고름이 섞여 있는지 확인한다. 그리고 고름 부분을 떼어내 세균에 물이 들도록 처리해서 현미경으로 관찰하기도 하고 더 자세히 알아보기 위해 세균을 배양하기도 한다. 이 객담 세균 검사를 통해 감염을 일으킨 원인균이 밝혀지면 치료에 사용할 항균제를 결정할 수 있다.

객담 세포진은 암의 조기 발견으로 이어진다

폐암이나 인두암, 후두암이 있는 경우에는 객담에 암세포가 나올 수 있다. 그것을 조사하는 것이 객담 세포진이다. 객담을 특수한 방법으로 염색해 현미경으로 관찰하는데, 정상 세포와는 다른 모양으로 변화한 이형세포가 발견되면 암을 의심해 볼 수 있다. 그 이형세포가 어떤 특징을 가진 세포인지, 어느 정도 변화했는지에 따라 암의 유형과 악성의 정도를 알 수 있다.

최근에는 암세포나 세균의 핵산(DNA, RNA)을 조사하는 검사도 자주 시행한다.

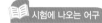

시험에 나오는 어구

세포진
채취한 가래나 몸의 조직에서 암으로 변화한 세포나 변하기 시작한 세포가 있는지를 조사하는 검사를 말한다.

이형세포
정상 세포와는 다른 모양으로 변화한 세포를 말한다. 암을 비롯해 양성종양이나 염증 등에서도 이형세포를 볼 수 있다.

키워드

고름
백혈구 시체가 모인 것으로, 세균과 감염으로 생긴다.

핵산
유전자를 구성하는 DNA나 RNA를 말한다. DNA는 디옥시리보핵산, RNA는 리보핵산을 가리킨다.

가래를 채취하는 법

가래는 아침에 일어나자마자 채취하는 것이 좋다. 이때 끈적끈적한 가래가 벗겨지기 쉽게 입안을 헹궈내는 것이 좋지만, 수분이 검체에 들어가지 않도록 확실히 뱉어내야 한다.

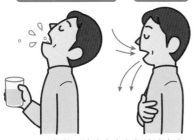

입안을 헹궈낸다　심호흡

가래는 일어나자마자 양치하기 전에 채취한다. 입안을 헹궈 물과 침을 다 뱉은 후 두세 번 심호흡을 한다.

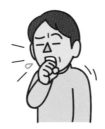
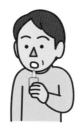

기침을 하고 가래를 뱉는다

세게 몇 번 기침을 해서 가래가 나오면 용기에 담는다. 가능한 한 침이 들어가지 않도록 주의한다.

객담 세균검사와 객담 세포진

폐렴 등 원인균을 조사하는 세균검사에서는 가래에 섞여 있는 고름을 염색하거나 배양해 조사한다. 세포진은 가래에 섞여 있는 세포가 암세포가 아닌지를 조사한다.

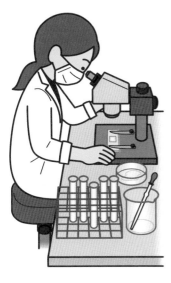

객담을 육안이나 현미경으로 관찰해 침이 아닌 객담 성분인지 확인한 후 섞여 있는 세균이나 세포를 관찰한다.

세균 검사

염색해서 현미경으로 관찰하기도 하고 배양해서 효과적인 항균제를 찾기도 한다.

세포진

정상 세포　　이형 세포　　암 세포

암이 의심되면 객담에 들어 있는 세포를 관찰해 어느 정도의 이형세포로 변했는지 살펴본다.

비강·비인두 도말물 검사

- 상기도 감염증에서, 어떤 바이러스에 감염됐는지 살펴본다.
- 긴 면봉으로 비강이나 비인두를 닦아 내 검체를 채취한다.
- 즉시 결과가 나오는 진단 키트도 있고 검사 기관에서 분석하는 방법도 있다.

상기도 감염증을 진단하기 위한 검사

독감(P.152 참조), 코로나19(신종 코로나바이러스, P.154 참조), 사스(중증급성호흡기증후군) 등 바이러스 감염증의 경우에는 감염 여부를 조사하기 위해 비강이나 비인두를 긴 면봉으로 닦아 내 채취한 액을 조사한다. 이러한 상기도 감염증은 비강이나 비인두에 대부분의 바이러스가 있기 때문이다.

비강의 바로 안쪽 부분에서 분비물을 긁어서 채취한 것을 비인두 도말물(nasopharyngeal swab)이라고 한다. 또 면봉을 콧구멍 속으로 넣어 귓구멍 방향으로 안쪽까지 넣어 붙어 있는 인두비부(비강으로 이어진 통로, P.30 참조)의 벽을 닦아 낸 분비물을 비인두 도말물이라고 한다. 이렇게 채취한 검체를 자세히 조사해 바이러스 감염 여부를 판정한다. 검사 대상이나 방법에 따라 어느 부위에서 검체를 채취해야 하는지가 정해져 있다.

신속 진단 키트가 있으면 그 자리에서 결과가 나온다

비강·비인두 도말물을 검사하는 데는 즉시 검사 결과를 알 수 있는 진단 키트를 사용하는 방법과 검사 기관에 보내 분석하는 방법이 있다. 독감은 비인두 도말물을 바르기만 해도 5~10분 정도이면 양성인지, 음성인지 알 수 있는 신속 진단 키트가 있어 동네 진료소에서도 쉽게 검사를 할 수 있었다. 하지만 이러한 진단 키트가 개발되지 않은 바이러스의 경우, 비강 또는 비인두 도말물을 검사 기관에 보낸다. 검사 기관에서는 검체에 들어 있는 바이러스의 DNA를 증폭해 바이러스가 있는지 조사하는 PCR 검사를 한다.

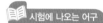

시험에 나오는 어구

비강·비인두 도말물
긴 면봉으로 비강이나 인두 비부를 문질러 채취한 액체를 말한다.

PCR 검사
PCR은 Polymerase Chain Reaction의 약자로, 우리말로는 폴리메라아제(중합효소) 연쇄반응이라고 한다. PCR 검사는 검체의 DNA를 증폭하는 기술을 말한다. 바이러스 감염증을 검사할 때는 검체에 포함된 소량의 바이러스 DNA를 증폭하기 위해 행한다.

키워드

비인두
비강 안쪽 부분으로, 인두 맨 윗부분을 가리킨다. 비인두를 인두비부, 상인두라고도 한다.

비강 도말물과 비인두 도말물 채취

검사에 따라 비강 도말물을 채취해야 하는지, 비인두 도말물을 채취해야 하는지가 정해져 있다.

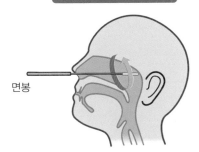

비강 도말물

콧구멍에서 2~3cm 들어간 곳을 면봉으로 5회전 정도 문질러 도말물을 채취한다.

비인두 도말물

콧구멍에 면봉을 넣고 귓구멍을 향해 곧장 안쪽으로 가서 주변 인두 비부 점막을 문질러 도말물을 채취한다.

면봉

신속 진단 키트와 PCR 검사

독감의 경우, 진료소에서도 쉽게 결과를 알 수 있는 신속 진단 키트가 있다. 키트가 개발되지 않은 감염병의 경우에는 도말물에서 바이러스 DNA를 채취하고 이를 증폭해 검사하는 PCR 검사를 한다.

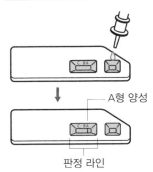

진단 키트 (독감)

A형 양성

판정 라인

도말물을 채취한 면봉을 추출액에 담가 그 액을 키트에 떨어뜨린다.
몇 분 후 결과가 판정선에 나온다.

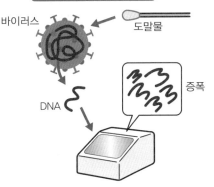

PCR 검사

바이러스

도말물

증폭

DNA

채취한 도말물에서 바이러스의 DNA를 추출하고 그것을 증폭시켜 어떤 바이러스인지 알아본다.

기본적인 감염 예방책

코로나19 팬데믹은 우리에게 호흡기 감염증을 예방하려면 무엇을 해야 하는지 알려줬다. 코로나19나 독감(인플루엔자) 등 호흡기 감염증은 물론 위장염을 일으키는 노로바이러스 감염증을 예방하는 데 가장 중요한 건 손 씻기와 비말 차단이다.

우리는 늘 손으로 곳곳을 만진다. 집 안에서는 문고리와 수도, 수납장, 옷장, 책상, PC, 스마트폰, 리모컨 등을 만지고, 외출해서는 전철이나 버스를 타면 난간이나 손잡이를 만진다. 장을 본다면 상품이나 장바구니, 셀프 계산대의 터치패널, 돈 등을 만진다. 그리고 여기저기 만진 손으로 뭔가를 먹거나 눈을 비비거나 코를 만지작거리다 보면 손에 묻은 바이러스나 세균이 점막을 통해 침입하게 된다. 요리할 때 날고기나 생선을 만진 후 손을 씻지 않고 날채소를 만지면 생선 등에 붙어 있던 세균이나 기생충에 의한 식중독을 일으킬 수 있다.

외출에서 돌아왔을 때, 화장실을 사용했을 때, 고기나 생선을 만졌을 때는 손을 잘 씻어야 한다. 비누 거품을 잘 내서 손가락 사이나 손톱 속도 잊지 말고 손목까지 단단히 문지른 후 흐르는 물로 잘 씻어 준다. 손소독용 알코올 등을 비치한 점포 등에서는 충분한 양을 손에 덜어 손바닥과 손등 전체에 고루 발라지게 양손을 비빈다.

비말을 차단하는 데는 자신이 비말을 날리지 않는 방법과 누군가가 날린 비말을 흡입하지 않는 방법이 있다. 역시 마스크가 유효한데, 일반적으로 부직포 일회용 마스크가 바람직한 것으로 알려져 있다. 약국 등에서 구입할 수 있는 부직포 마스크를 사용해 코 옆이나 뺨에 틈이 생기지 않도록 잘 붙여 착용하도록 하자. 의료용 N95 마스크는 일상생활에 적합하지 않다. 그리고 모두가 마스크를 쓰는 생활이 끝났더라도 기침이나 재채기가 나올 때 마스크를 쓰거나 사람에게 비말이 튀지 않게 팔로 막는 등 기침 예절을 지키자.

제6장

호흡기의 주요 질환

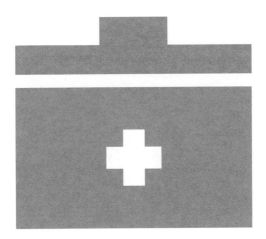

호흡기 감염증 총론

POINT

- 호흡기 감염증은 기도나 폐, 흉막 등에 일어나는 감염병을 통틀어 말한다.
- 세균이나 바이러스, 곰팡이 등이 원인이다.
- 기침, 콧물로 그치는 것도 있고 심한 폐렴을 일으키는 것도 있다.

호흡기는 외적의 침입구가 되기 쉽다

호흡기는 외계와 통하며 항상 공기가 드나들기 때문에 세균이나 바이러스, 곰팡이 등 유해한 미생물의 침입구가 되기 쉽다. 상기도나 기관·기관지에는 침입해 오는 미생물 등을 배제하는 구조(P.20, 22 참조)가 갖춰져 있다. 그리고 몸에는 침입하는 외적을 공격하고 배제하는 면역 기능이 있기는 하지만, 미생물의 침입을 막지 못하면 호흡기 감염증이 생길 수 있다. 호흡기 감염증은 코, 인두·후두, 기관·기관지, 폐, 흉막 등에 어떠한 미생물이 감염돼 발열, 기침, 가래, 콧물, 코막힘 등의 증상이 나타나는 질병을 통틀어 말한다.

가벼운 감기부터 중증 폐렴까지 다양하다

호흡기 감염증의 원인인 미생물은 주로 세균이나 바이러스이지만, 곰팡이(진균) 등이 원인이 되기도 한다. 원인이 되는 미생물에 의해서 염증이 생기기 쉬운 부위나 그 정도 등에 특징이 있고 나타나는 증상에도 차이가 있다.

가벼운 기침이나 권태감 정도로 그치는 것도 있고 폐렴을 일으켜 중증화할 뿐 아니라 생명을 위협하는 것도 있다.

우리 주위에서 가장 많이 볼 수 있는 호흡기 감염증으로는 감기(P.150 참조)가 있는데, 감기는 1년에 몇 번씩 걸리기도 한다. 또한 매년 겨울에 유행하는 독감(P.152 참조)이나 2019년부터 전 세계적으로 맹위를 떨치는 코로나19(신종 코로나바이러스 감염증, P.154 참조), 다양한 원인에 의한 폐렴(P.154, 158, 160 참조)이나 폐결핵(P.156 참조)도 주위에 많은 호흡기 감염증이다.

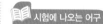

호흡기 감염증

세균이나 바이러스 같은 미생물이 코나 목, 기관·기관지, 폐 등 호흡기에 감염돼 콧물이나 기침, 가래 등의 증상이 나타나는 질병을 통틀어 이른다.

세균

1개의 세포로만 이뤄진 단세포 생물로, 핵 따위는 없다. 자력으로 복제해 늘어날 수 있다.

바이러스

DNA나 RNA 유전자가 껍질 속에 들어 있는 것을 말한다. 자력으로는 복제할 수 없고 숙주의 세포 안에 들어가 그 세포를 이용해 자기를 복제한다. 세균보다 훨씬 작다.

진균

곰팡이를 가리킨다. 세포 속에 세포핵을 가진다. 대부분은 균사가 자라 분기하며 성장한다.

호흡기는 미생물의 침입구가 되기 쉽다

호흡은 멈출 수 없으므로 호흡기에는 항상 미생물이 침입할 위험이 있다. 들숨에 의해 공기 중 먼지나 티끌, 비말 등과 함께 병원 미생물이 체내에 침입한다.

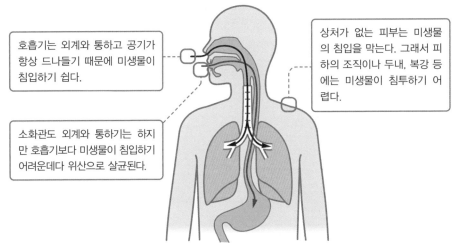

호흡기는 외계와 통하고 공기가 항상 드나들기 때문에 미생물이 침입하기 쉽다.

소화관도 외계와 통하기는 하지만 호흡기보다 미생물이 침입하기 어려운데다 위산으로 살균된다.

상처가 없는 피부는 미생물의 침입을 막는다. 그래서 피하의 조직이나 두내, 복강 등에는 미생물이 침투하기 어렵다.

다양한 호흡기 감염 증상

병원 미생물이나 염증이 일어난 장소, 중증도 등에 따라 증상은 다르지만, 기침이나 가래, 발열 등은 대부분의 호흡기 감염증에서 볼 수 있는 증상이다.

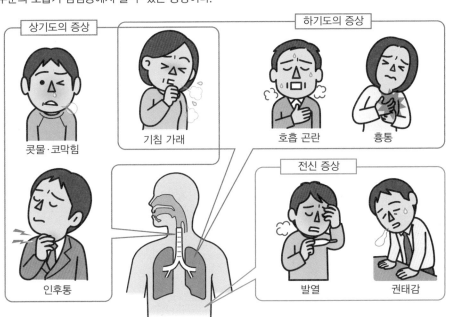

상기도의 증상
하기도의 증상
전신 증상

콧물·코막힘
기침 가래
호흡 곤란
흉통
인후통
발열
권태감

호흡기의
주요 질환

감기 증후군

POINT

- 재채기나 기침 등의 증상이 나타나는 상기도 급성 감염증을 통틀어 말한다.
- 대부분 라이노바이러스와 같은 바이러스 감염증이다.
- 증상을 개선하는 대증요법을 중심으로 치료한다.

재채기나 기침 등의 증상이 나타나는 질병을 통틀어 이른다

감기 증후군은 흔히 감기라고 불리는 병을 말한다. 상기도 점막에 염증이 생긴다는 데서 급성상기도염이라 하기도 한다. 재채기, 콧물, 코막힘, 인후통, 기침, 가래, 발열, 전신 권태감 등의 증상이 나타나지만, 대개 증상이 가벼워 고열이 나거나 호흡하기 힘들어지는 일은 거의 없다. 2~3일, 길어도 1주일 정도 지나면 증상이 경쾌해진다. 병원 진료를 받지 않고 안정을 취하거나 시판약 복용으로 낫기를 기다리는 경우도 적지 않지만, 중증화되는 호흡기 감염증일 수 있으므로 증상이 심할 때는 의사의 진찰을 받는 것이 좋다.

대부분 바이러스로 인해 감염

감기 증후군의 80~90%는 바이러스로 인한 감염이다. 성인의 경우는 라이노바이러스로 인해 감염되는 일이 가장 많고 어린이의 경우에는 RS 바이러스로 인해 감염되는 일이 가장 많지만, 코로나바이러스(신종이 아님)가 원인이 되기도 한다. 감염자의 비말에 의해 전염(비말 감염)되기도 하고 오염된 곳을 만진 손을 통해 전염(접촉 감염)되기도 한다.

치료는 대증요법을 중심으로 한다. 코막힘이나 기침 등의 증상을 억제하기 위해 항히스타민제를 사용하기도 하고 발열이나 그에 따른 두통이나 관절 통증을 억제하는 아세트아미노펜 같은 진통제를 사용하기도 한다. 원인이 바이러스 감염이라면 항균제는 효과가 없다. 대부분 감기 증후군은 바이러스 감염이며 설사 세균 감염이더라도 증상은 가벼우므로 안일하게 항균제를 투여해서는 안 된다.

 시험에 나오는 어구

감기 증후군
상기도 급성 감염증을 통틀어 이른다. 재채기, 콧물, 코막힘, 기침, 가래, 전신 권태감 등의 증상이 나타나지만, 대부분 경증이며 바이러스에 의한 감염이다.

 키워드

대증요법
병의 원인을 치료하는 근치요법이 아니라 증상을 가볍게 하기 위한 치료법을 말한다.

항균약
항생제라고도 한다. 세균 감염에 효과가 있는 약으로, 바이러스 감염에는 효과가 없다. 잘못 사용하면 그 항균제에 내성을 가진 세균을 출현시킬 가능성이 높다.

라이노바이러스
33°에서만 증식하는 것으로 알려져 있으며 코나 목의 상기도에 염증을 일으킨다. 감기 바이러스의 일종이다.

RS 바이러스
가을부터 겨울까지 유행하는 감기 바이러스의 일종이다. 어릴 때 거의 전원이 감염된다.

감기 증후군의 원인과 주요 증상

감기 증후군의 원인의 대부분은 바이러스에 의한 감염이다. 일반적으로 증상은 가볍다.

원인 미생물의 내역

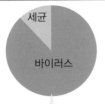

라이노바이러스(약 50%), 코로나바이러스, RS 바이러스, 파라인플루엔자 바이러스, 아데노바이러스 등

80~90%가 바이러스 감염이다. 어른들은 라이노바이러스, 아이들은 RS 바이러스가 많다.

주요 증상

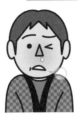

콧물 코막힘

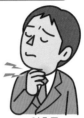
인후통

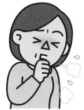
재채기, 기침, 가래

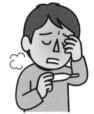
발열, 권태감 등

감기 증후군의 치료는 대증요법

증상이 가벼운 경우가 많으므로 안정을 취하고 소화가 잘되는 식사를 하며 증상을 완화하는 약을 복용하면 며칠 만에 나아지는 경우가 많다.

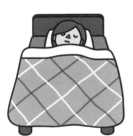

안정을 취한다.

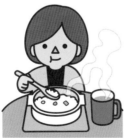

소화가 잘 되는 식사와 수분 보충

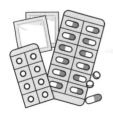

콧물이나 기침, 발열 등의 증상을 완화하기 위해 항히스타민제나 해열진통제, 한약재 등을 복용한다.

증상이 심할 때는 비슷한 증상이 나타나는 또 다른 중증 감염병일 가능성도 있으므로 병원을 찾아가 진찰을 받도록 하자.

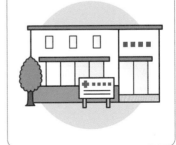

독감(인플루엔자)

- 독감은 인플루엔자 바이러스에 의한 감염증으로 겨울에 유행한다.
- 주로 갑작스러운 발열이나 오한 증상이 나타나며 근육통이나 관절통을 수반하기도 한다.
- 치료제는 발병 후 48시간 이내에 투여해야 한다.

갑작스러운 발열·오한 등의 증상이 나타난다

독감은 인플루엔자 바이러스에 의해 발병하는 감염증으로, 겨울에 유행한다.

독감의 주된 증상은 38℃ 이상의 발열과 그에 따른 오한, 두통, 관절통, 근육통인데, 갑자기 증상이 나타나는 것이 특징이다. 이 밖에도 목구멍 통증이나 기침 등 감기 증상이 나타나기도 하는데, 이런 증상은 발열보다 늦게 나타나는 경향이 있다. 1주일 정도면 독감이 자연 치유되기도 하지만, 중증화돼 심각한 폐렴이나 뇌증(머리가 어지럽고 가슴이 답답하며 열이 나는 병) 등의 합병증을 일으키기도 한다. 특히 고령자이나 영유아, 임산부, 만성 호흡기 질환자나 대사 질환자, 심장병이나 신장 질환자 등은 중증화하기 쉬운 경향이 있다.

치료제의 효과는 발병 후 48시간 이내

인플루엔자 바이러스는 구조의 차이에 따라 크게 A형, B형, C형으로 나뉜다. 이중 A형 바이러스는 100종류가 넘고 B형 바이러스는 2종류이다. 백신에는 중증화를 예방하는 효과가 있으므로 특히 고령자 등 고위험군은 적극적으로 접종할 필요가 있다.

독감 치료에는 항인플루엔자제를 사용한다. 항인플루엔자제에는 몇 가지 종류가 있는데, 모두 인플루엔자 바이러스가 사람의 세포 안에 들어가서 스스로를 복제(증식)해 세포를 만들어 나가는 과정의 어딘가를 저해하는 작용을 한다. 이러한 약은 발병 후 48시간 이내에 투여해야 하므로 증상이 나타나면 즉시 병원에 가서 진료를 받는 것이 중요하다.

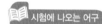

시험에 나오는 어구

독감(인플루엔자)
독감은 인플루엔자 바이러스에 의한 호흡기 감염증으로, 갑작스러운 고열이나 그에 따른 관절통 등의 증상이 나타난다.

키워드

C형 독감
C형 독감은 일반적으로 경증이어서 대규모 유행은 일어나지 않는 경향이 있다.

백신
감염 예방에 사용하는 의약품으로, 감염증의 원인인 병원체를 가공해 병원성(독성)을 약화함으로써 몸에 안전한 상태로 만들거나 병원체의 유전자 배열을 합성한 것이다. 백신을 접종하면 그 감염병에 대한 면역이 생긴다.

메모

독감 예방
독감은 비말 감염이나 접촉감염으로 전염되므로 세심한 손 씻기와 마스크 착용, 환기 등 기본적인 감염 방지책을 시행해 예방하는 것이 중요하다.

독감 증상

독감에 걸리면 감기 증후군과 달리 갑자기 고열이 난다. 고열에 수반해 오한이나 전신 근육통 같은 증상이 나타나기도 한다.

고열

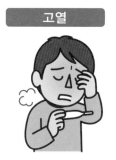
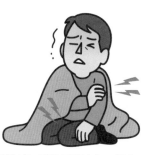

38℃ 이상의 높은 열이 나는 것이 특징이다. 고열에 수반해 오한과 관절통, 근육통 등이 나타난다.

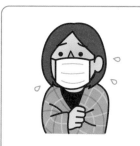

기침과 같은 감기 증상은 늦게 나타나는 경우가 많다.

신속한 진단으로 재빨리 치료

독감 치료제는 발병 후 48시간 이내에 투여하지 않으면 효과를 기대할 수 없으므로 고열이 나거나 독감일 지도 모른다고 생각되면 가급적 빨리 병원에 가서 진단을 받는 것이 좋다.

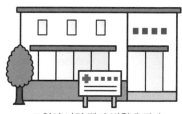

고열이 나면 빨리 병원에 간다.

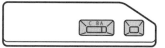

양성 결과 나오면…
※위의 예는 A형 양성

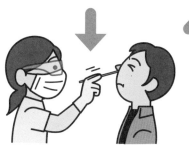

비인두 도말물을 채취해 신속 진단 키트로 검사한다(P.144 참조).

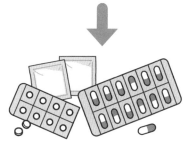

발병 후 48시간 이내에 치료제를 투여한다. 치료제에는 내복약, 흡입약, 주사약이 있다.

코로나19(신종 코로나바이러스 감염증)

POINT
- 코로나19를 일으키는 SARS-CoV-2가 신종 코로나바이러스이다.
- 코로나19에 감염되면 중증 폐렴으로 사망할 수도 있다.
- 바이러스가 변이해 감염 폭발의 물결이 반복된다.

신종 코로나바이러스는 코로나바이러스의 일종

코로나바이러스 표면에는 많은 돌기가 붙어 있는데, 이것을 전자현미경으로 보면 왕관으로 보인다고 해서 왕관이라는 뜻의 그리스어 '코로나(corona)'라는 이름이 붙었다.

코로나바이러스에는 여러 종류가 있는데, 사람에게 감염되는 것으로 밝혀진 바이러스는 일곱 종류이다. 그중 4종이 일반적인 감기를 일으키는 바이러스이다. 그 밖의 3종은 원래 사람 이외의 동물에게만 감염됐던 것이 사람에게 감염되게 된 바이러스로, 중증 폐렴을 일으키는 '중증급성호흡기증후군 코로나바이러스(SARSCoV)', '중동호흡기증후군 코로나바이러스(MERS-CoV)', 제2형 중증급성호흡기증후군 코로나바이러스(SARS-CoV-2)가 이에 해당한다. 이 중 '제2형 중증급성호흡기증후군 코로나바이러스'가 2019년부터 팬데믹을 일으킨 이른바 신종 코로나바이러스이다.

폐렴을 일으켜 중증화될 수도 있다

신종 코로나바이러스 감염증은 비말이나 공기를 통해 감염되므로 마스크를 착용하고 삼밀(밀폐 · 밀집 · 밀접)을 피하는 것이 가장 효과적이다. 또한 손가락 등을 통해 감염될 수 있으므로 손 씻기도 중요하다. 감염되면 무증상인 경우도 있지만, 기침이나 가래, 발열, 후각장애나 미각장애, 설사 등의 증상이 나타나는데, 일부는 폐렴(P.158 참조)을 일으키고 때로 중증화해 사망하기도 한다. 특히 고령자나 임산부, 당뇨병이나 호흡기 질환 등 기저질환자, 흡연자 등은 중증화되기 쉬운 것으로 알려져 있다.

 시험에 나오는 어구

신종 코로나바이러스
코로나바이러스의 일종으로 2019년부터 팬데믹을 일으킨 바이러스이다. 제2형 중증급성호흡기증후군 코로나바이러스(SARS-CoV-2)를 말한다.

COVID-19(코로나19)
COVID는 coronavirus disease(코로나바이러스 감염증)의 약자이다. 19는 2019년에 발견돼 그로부터 팬데믹이 시작됐다는 것을 나타낸다. 코로나19는 SARS-CoV-2(신종 코로나바이러스)에 의해 발생하는 호흡기 감염증을 말한다.

 키워드

팬데믹
감염병이 전 세계적으로 크게 유행하는 현상. 또는 그런 병을 말한다.

 메모

보통 감기를 일으키는 코로나바이러스
감기를 일으키는 코로나바이러스는 4종류가 있는 것으로 밝혀졌다. 코로나바이러스에 감염되면 비염, 기침 등 감기 증상이 나타나지만, 중증화되는 일은 별로 없다. 우리는 살면서 여러 번 이 바이러스에 감염되기도 한다.

코로나바이러스의 구조와 종류

코로나바이러스는 주위에 스파이크라고 하는 돌기가 달린 모양의 바이러스로, 여러 종류가 있다. 사람에게 감염되는 것은 현재 7종류가 있는 것으로 밝혀졌다.

구조

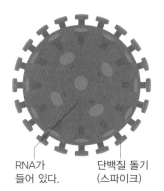

RNA가
들어 있다.

단백질 돌기
(스파이크)

전자현미경으로 보면 왕관을 위에서
본 모양이다.

종류

동물에게 감염되는 코로나바이러스

개나 고양이, 소, 박쥐, 흰돌고래 등에 고유한
코로나바이러스가 있다.

사람에게 감염되는 코로나바이러스

- 일반 감기를 일으키는 바이러스(4종류)
- SARS-CoV
  = 중증급성호흡기증후군을 일으킨다.
- MERS-CoV
  = 중동호흡기증후군을 일으킨다.
- SARS-CoV-2
  = 코로나19(신종 코로나바이러스
    감염증)를 일으킨다.

코로나19의 특징

국내에서는 코로나19를 신종 코로나바이러스 감염증이라고도 한다. 바이러스는 계속 변이하는데, 전염력이나 증상이 다른 변이주를 등장시켜 전 세계에서 새로운 감염 폭발의 물결을 만든다.

코로나19란?

코로나바이러스 SARS-CoV-2에 의해 일어나는 호흡기 감염증이다. 코로나19에 감염되면 때로는 사망하기도 한다.

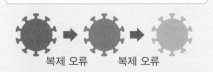

계속해서 변이하는 SARS-CoV-2

복제 오류　　복제 오류

바이러스가 증식할 때 유전자의 복제 오류가 일어난다. 그 안에서 감염력 등이 다른 변이주가 생겨나 새로운 감염의 물결이 일어난다.

코로나19의 주요 증상

발열

기침·가래

폐렴·
호흡 곤란

미각·
후각장애

호흡기의
주요 질환

POINT

폐결핵

- 결핵균의 감염으로 기침이나 발열 등의 증상이 나타나는 질환이다.
- 결핵균은 공기를 통해 감염되지만, 감염력은 그다지 강하지 않다.
- 균에 노출된 지 몇 년이 지나 증상이 나타나기도 한다.

2주 이상 기침을 계속한다면 폐결핵일 수도

폐결핵은 결핵균에 의한 감염병이다. 2주 이상 기침이 계속될 때는 폐결핵을 의심해 볼 수 있다. 폐결핵은 공기를 통해 전염되는 질환이지만, 감염·발병하는 사람은 많지 않다(다음 페이지의 위 그림 참조).

처음 감염되면 결핵균이 폐포 내나 주변 림프절에 병소를 만드는 초기 변화군 상태가 된다. 그 대부분은 자신의 면역 기능에 의해서 낫지만, 극히 일부가 반년에서 2년 정도 경과한 후 발열, 기침 등의 증상을 일으키는 일차 결핵증이 발병한다. 초기 변화군 후에 약간 남아 잠들어 있던 균이 몇 년에서 수십 년 후에 활동을 시작해, 발열이나 기침, 전신 권태감, 심한 식은땀 등의 증상을 일으킨다. 이것을 2차 결핵증이라고 한다.

결핵균이 온몸에 퍼져 림프절, 피부, 복막, 장, 요로, 뼈, 요관과 고환 등에도 병소를 만들어 다양한 증상을 일으킬 수 있다. 면역이 저하한 고령자 등의 경우에는 온몸에 결핵결절이라 불리는 덩어리가 많이 생기는 좁쌀결핵(속립성 결핵)이 발병해 사망하기도 한다.

여러 항결핵약을 장기적으로 복용해야 한다

치료의 목적은 결핵의 증상을 완화하는 것과 균이 휴면 상태로 체내에 남지 않도록 확실히 죽이는 것이다. 항결핵제에는 여러 종류가 있는데 제각기 일정한 내성균이 있으므로 살아남지 않게 여러 약을 사용하는 다제병용요법을 4~6개월에 걸쳐 시행한다. 처방받은 약을 먹다 말다 하면 내성균이 생길 수 있으므로 지시대로 복용해야 한다.

시험에 나오는 어구

폐결핵
결핵균에 감염돼 발열이나 기침 등의 증상이 나타나는 질환을 말한다. 기침이 오래 지속될 때는 폐결핵을 의심해 볼 수 있다. 공기를 통해 감염된다.

결핵균
결핵균은 폐결핵이나 좁쌀결핵, 척추에 염증을 일으키는 척추 카리에스, 장결핵, 림프절염, 복막염 등 다양한 증상을 일으킨다.

좁쌀결핵
결핵균이 혈류를 타고 온몸으로 퍼지면서 결핵결절이라는 덩어리가 많이 생긴다. 면역 기능이 떨어진 사람에게 일어나기 쉽다.

 키워드

내성균
효과가 있어야 할 항균제에 대해 내성을 가진 세균을 말한다.

 메모

결핵은 옛날 병이 아니다
일본의 신규 결핵 감염자 수는 이전보다 감소하고는 있지만, 다른 선진국에 비해 많은 것이 현실이다.

결핵균의 감염

결핵균은 공기를 통해 감염되지만, 결핵균이 떠다니는 공간에 있다가 균에 노출돼도 70%는 감염되지 않는다. 감염된 사람의 30%는 대부분 초기 변화군 후 자연 치유되고 일부에서 1차 결핵증이 발병한다. 초기 변화군이 치유된 뒤 일부가 오랜 시간을 거쳐 남아 있던 균의 재연으로 2차 결핵증이 발병한다.

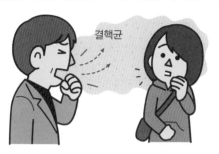

결핵균은 공기를 통해 감염된다. 환자의 기침과 함께 튀어나온 비말은 수분이 증발하고 결핵균만 남아 공기 중에 떠다닌다. 결핵균이 떠다니는 공간에 있던 사람의 30%가 감염된다.

폐결핵의 발병

초기 변화군

폐문부의 림프절 부종 등을 일으킨다.

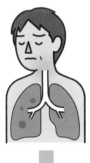

6개월~2년
5%

일차 결핵증

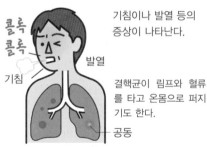

기침이나 발열 등의 증상이 나타난다.

발열

기침

결핵균이 림프와 혈류를 타고 온몸으로 퍼지기도 한다.

공동

95%

자연 치유

수년~수십 년
5%

이차 결핵증

발열
콜록콜록

남아 있던 결핵균이 증식, 발병

식은땀

기침

폐가 아닌 다른 부위에서 결핵증을 일으키기도 한다.

95%

평생 발병하지 않는다.

폐렴

POINT

- 미생물에 감염돼 폐에 염증이 생기는 질병을 통틀어 이른다.
- 폐렴은 일본인 사망원인 4위이다.
- 기침이나 호흡 곤란, 발열, 산소포화도 저하 등의 증상이 나타난다.

세균성 폐렴과 비정형 폐렴으로 나뉜다

폐렴은 폐에 염증이 생기는 질병을 통틀어 말한다. 기본적으로는 폐에 세균 등 미생물이 침범해 생기는 폐렴(P.160 참조)을 가리키지만, 넓은 의미에서는 감염이 아닌 폐의 염증(간질성폐렴, P.170 참조)을 포함하기도 한다. 폐에 미생물이 침범해 생기는 폐렴은 폐렴구균 등 일반적인 세균에 의한 세균성 폐렴과 마이코플라즈마 등 세균 이외의 미생물에 의한 비정형 폐렴으로 나눌 수 있다. 예를 들어 돌봄이 필요한 상태나 누워 있는 고령자가 음식을 잘못 삼켜 일어나는 흡인성 폐렴(P.162 참조)도 그 대부분이 세균성 폐렴이다.

폐렴은 일본인 사망 원인 4위이다. 폐렴으로 사망한 사람 대부분은 65세 이상의 고령자일 정도로 고령자에게 폐렴은 생명에 지장이 많은 중대한 질병이다. 따라서 폐렴이 의심되는 경우에는 조속히 원인이 되는 미생물을 밝혀 적절한 치료를 시작해야 한다.

폐렴 증상과 소견

전형적인 폐렴 증상으로는 기침, 가래, 호흡 곤란과 같은 폐에 나타나는 증상 그리고 발열과 그에 따른 오한, 두통, 관절통·근육통, 전신 권태감과 같은 전신 증상을 들 수 있다. 폐렴도 중증이 되면 의식장애를 일으킬 수 있으며 호흡수(P.94 참조)나 맥박 증가, 산소포화도(P.132, 134 참조) 저하 등이 나타날 수 있다.

청진기로 가슴소리를 들으면 단속성 라음(P.102 참조)이 들린다. 흉부 X선 검사(P.136 참조)를 해 보면 폐 전체 또는 일부에서 흰 음영을 확인할 수 있다.

시험에 나오는 어구

폐렴

일반적으로는 어떤 미생물에 의한 감염으로 폐에 염증이 생기는 것을 가리키며 세균성 감염과 비정형 감염으로 나눌 수 있다. 넓은 의미에서는 비감염성 폐렴을 포함하기도 한다.

메모

일본인의 사망 원인

1위는 악성 신생물(암), 2위는 심질환, 3위는 뇌혈관질환이고 4위가 폐렴(후생노동성/인구동태통계)이다. 다만, 흡인성 폐렴으로 인한 사망은 별도 항목으로 취급한다.

인플루엔자균

인플루엔자 바이러스와는 다른 세균. 폐렴 등 세균감염증의 원인이 되는 균이다.

세균 감염인지, 세균 이외의 감염인지에 따라 분류

기본적으로 폐렴은 폐에 어떤 미생물이 침범해 생기는 폐렴을 통틀어 이르는 것으로, 세균에 의한 것인지, 세균 이외의 미생물에 의한 것인지로 나뉜다.

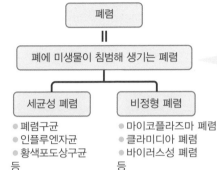

넓은 의미에서는 간질성폐렴과 같은 비감염성 폐렴을 포함하기도 한다.

폐렴의 주요 증상과 소견

폐렴이 일어나면 기침이나 가래, 발열 등이 나타나고 중증이 되면 호흡 곤란이나 의식장애를 일으킨다.

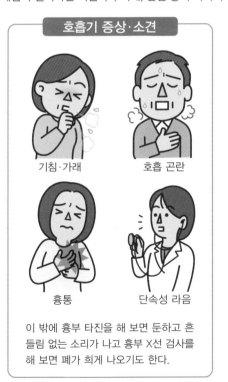

이 밖에 흉부 타진을 해 보면 둔하고 흔들림 없는 소리가 나고 흉부 X선 검사를 해 보면 폐가 희게 나오기도 한다.

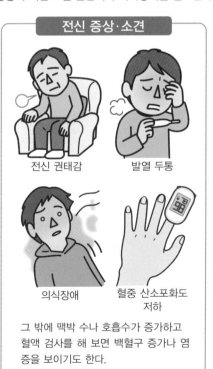

그 밖에 맥박 수나 호흡수가 증가하고 혈액 검사를 해 보면 백혈구 증가나 염증을 보이기도 한다.

159

세균성 폐렴과 비정형 폐렴

POINT
- 세균성 폐렴은 상재균에 의해 일어난다.
- 대부분의 시중 폐렴은 폐렴구균 감염에 의한 폐렴이다.
- 마이코플라즈마 폐렴이나 클라미디아 폐렴 등 비정형 폐렴도 있다.

폐렴구균 감염이 많은 세균성 폐렴

세균성 폐렴은 세균에 감염돼 일어나는 폐렴을 말한다. 원인균에는 폐렴구균이나 인플루엔자균, 황색포도구균, 폐렴간균 등이 있다. 이 세균들은 사람의 비강이나 입, 장내나 피부 등에 언제나 존재하는 균으로, 평소에는 아무런 해를 끼치지 않지만, 어떤 이유로 면역이 저하됐을 때는 날뛰어 폐렴을 일으킨다.

보통 일상생활 중에 발생한 폐렴을 지역사회획득 폐렴(시중 폐렴)이라고 한다. 시중 폐렴 중 가장 많은 것은 폐렴구균에 의한 폐렴이다. 시중 폐렴에 걸리면 상기도염에 이어 고열, 기침, 황갈색 가래 등의 증상이 나타나고 균혈증이나 수막염 등을 일으켜 중증화하기도 한다. 따라서 고령자에게는 폐렴구균 백신 접종이 권장된다.

세균 외 미생물의 감염으로 인한 폐렴

비정형 폐렴은 세균 이외 미생물에 감염돼 일어나는 폐렴으로 마이코플라즈마 폐렴, 클라미디아 폐렴, 레지오넬라 폐렴 등이 있다. 마이코플라즈마는 세균과 바이러스의 중간과 같은 미생물이다. 마이코플라즈마 폐렴은 어린이나 젊은 사람에게 많으며 최근 증가 추세에 있는데 몇 년마다 대유행하고 있다.

클라미디아 폐렴은 클라미디아라는 동물의 세포 내에서만 증식할 수 있는 미생물에 의한 폐렴으로 증상이 별로 없고 자연 치유되는 경우도 많은 유형과 새똥 등에서 전염되는 앵무새병이 있다. 앵무새병은 수막염이나 다기관 부전을 일으켜 사망하기도 한다.

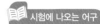

시험에 나오는 어구

세균성 폐렴
세균 감염에 의한 폐렴을 말한다. 전형적인 폐렴 증상이 나타나는 경향이 있다.

폐렴구균
비강이나 인두의 상재균이다. 면역기능이 떨어진 고령층에서는 폐렴구균이 폐렴을 일으키는 경우가 많다.

비정형 폐렴
세균 이외의 미생물에 의한 폐렴을 말한다.

키워드

균혈증
혈액 속에 세균이 들어가 버린 상태를 말한다.

레지오넬라 폐렴
레지오넬라는 사실 세균이지만, 일반적인 세균성 폐렴과 특징이 다르므로 비정형 폐렴에 포함한다.

메모

**시중 폐렴
(지역사회획득 폐렴)**
정상적으로 생활하는 사람이 걸리는 폐렴을 시중 폐렴이라고 하고 입원 환자에게 일어나는 것을 원내 폐렴, 의료 케어나 간병을 받는 사람에게 일어나는 것을 의료·돌봄 관련 폐렴이라고 한다.

세균성 폐렴의 주요 원인균과 특징

세균성 폐렴을 일으키는 세균은 모두 사람의 몸이나 자연환경에 상존한다. 시중 폐렴은 폐렴구균에 감염돼 발병하는 일이 많다.

인플루엔자균

비인강에 상주하는 균으로, 비인두염에서 발병하며 어린이에게 많다.

폐렴구균

비인강에 상주하는 균으로, 시중 폐렴에 가장 많으며 기침이나 황녹색의 가래가 나온다.

크레브시엘라

구강이나 장관에 상주하는 균. 술, 담배, 당뇨병 등이 원인이 돼 발병한다.

황색포도상구균

비강, 장관, 피부에 상주하는 균으로, 폐조직이 파괴되고 폐에 고름이 고인다.

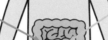

주요 비정형 폐렴과 특징

일반적인 세균 이외의 미생물에 감염돼 발병하는 폐렴을 비정형 폐렴이라고 한다.

마이코플라즈마 폐렴

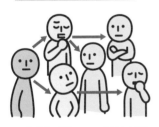

비정형 폐렴으로, 어린이나 젊은 사람에게 많고 마른기침이 계속되기 쉽다. 몇 년마다 대유행한다.

레지오넬라 폐렴

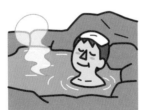

온천 등에서 나오는 에어로졸을 통해 옮긴다. 폐렴 증상 외에도 의식 장애 등을 일으키며 중증으로 발전하기 쉽다.

클라미디아 폐렴

경증 경향을 보이는 유형과 앵무새병이 있다.

앵무새병

성인과 고령자에게 많은 병으로, 다기관 부전 등으로 사망하기도 한다.

이 밖에 인플루엔자 바이러스와 코로나바이러스, 홍역 바이러스 등에 의한 바이러스성 폐렴이 있다.

161

흡인성 폐렴

● 잘못 삼켜 구강 내 상재균이 폐에 들어가면 폐렴을 일으킨다.
● 기운이 없거나 식욕이 없는 증상만 나타나기도 한다.
● 오연을 막고 잘못 삼켰을 때는 폐렴에 걸리지 않도록 예방해야 한다.

자신도 모르게 잘못 삼켜 폐렴에 걸리기도 한다

음식물을 삼키는 것을 연하라고 하며 삼켰을 때 그 음식물이 식도
에 들어가지 않고 기도로 잘못 들어가는 것을 오연이라고 한다(P.32
참조). 음식물을 잘못 삼키면 구강 내 상재균이 기도를 통해 폐로 들
어가 폐렴을 일으킨다. 이것이 바로 흡인성 폐렴이다. 흡인성 폐렴은
폐렴구균에 의한 것이 가장 많은 것으로 알려져 있다.

목이 메서 잘못 삼킨 것을 아는 현성 오연뿐만 아니라 주위 사람
이나 자신도 모르게 일어나는 불현성 오연일 때도 흡인성 폐렴이 발
병한다. 기도 분비물이나 침은 항상 조금씩 분비되고 보통 자연스럽
게 삼키거나 기침을 통해 배출된다. 하지만 이러한 기능이 저하된 고
령자의 경우나 수면 중일 때는 기도 분비물과 침 등이 기도로 배출되
지 않고 폐 속으로 들어가게 되는데(불현성 오연), 그것들에 포함된 세
균에 의해 흡인성 폐렴이 발생하게 되는 것이다.

발열이나 기침 등의 증상이 나타나지 않을 수도 있다

흡인성 폐렴의 경우에는 발열이나 기침, 가래 등 전형적인 폐렴 증
상이 분명하게 나타나지 않고 왠지 기운이 없거나 식욕이 없거나 실
금과 같은 증상만 보이기도 한다.

흡인성 폐렴은 예방이 무엇보다 중요하다. 음식을 먹을 때는 몸
을 일으키고 연하 기능 훈련을 하고 음식이나 음료를 걸쭉하게 해
서 잘못 삼키지 않도록 하고 폐렴구균 백신을 접종하거나 구강을 깨
끗하게 해서 잘못 삼키더라도 폐렴을 일으키지 않게 하기 위한 대책
이 필요하다.

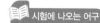

시험에 나오는 어구

흡인성 폐렴

음식이나 음료를 잘못 삼킴으
로써 구강 내에 있는 세균이
폐로 들어가 염증을 일으키
는 폐렴을 말한다. 음식을 삼
키는 기능이 퇴화한 고령자의
경우에는 흡인성 폐렴으로 사
망하기도 한다.

현성 오연

기침을 하거나 목이 메어 잘
못 삼킨 것을 분명히 알 수 있
는 오연(잘못 삼킴)을 현성 오
연이라고 한다.

불현성 오연

기침을 하거나 목이 메는 증
상을 보이지 않아 잘못 삼킨
것을 모르는 것을 불현성 오
연이라고 한다. 기도 분비물
이나 침을 삼키거나 기침으로
배출되지 않고 기도에서 폐
속까지 스며들어 흡인성 폐렴
을 일으킨다.

흡인성 폐렴이 일어나는 메커니즘

구강 내 상재균이 기도를 통해 폐로 들어가 폐렴을 일으킨다. 고령자의 경우는 연하반사나 기침반사 기능이 저하돼 있어 흡인성 폐렴을 일으키기 쉽다.

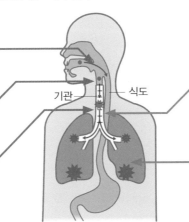

사물을 삼키는 연하반사 저하

목구멍의 이물질을 감지해 기침으로 배출하는 기침반사 저하

기도 분비물을 목구멍으로 보내는 기도 점막의 섬모 운동 저하

기관 ─ 식도

음식물을 삼킬 때 잘못 삼키거나 수면 중 불현성 오연을 일으켜서 음식물이나 침 등이 기도에 들어간다.

잘못 삼킨 것에 포함된 구강 내 상재균이 폐에서 염증을 일으킨다.

주요 증상

식사하는 데 시간이 걸린다. 체중이 감소하거나 실금 등의 증상이 나타난다. 열 등 폐렴 증상이 나타나지 않을 수도 있다.

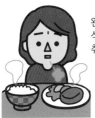

왠지 기운이 없고 식욕도 없다. 음식 취향이 바뀐다.

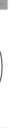
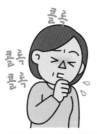

식사 중에 목이 멘다. 기침을 자주 한다.

식후에 목소리가 바뀐다.

예방

고령자들은 특히 물건을 삼킬 때 턱을 당겨 제대로 마시도록 한다. 폐렴구균 백신 접종도 중요하다.

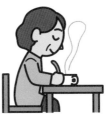
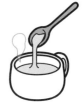

몸을 일으켜 먹는다.

걸쭉하게 만든다.

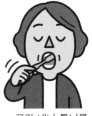

연하체조를 한다.

구강 내나 틀니를 청결하게 한다.

폐암

- 폐암에는 편평상피암, 샘암, 대세포암, 소세포암 등 4가지 유형이 있다.
- 일반적으로 기침, 가래 증상이 나타난다. 샘암은 증상이 잘 나타나지 않는다.
- 폐암의 가장 큰 위험인자는 흡연이다.

폐암에는 4가지 유형이 있다

폐암은 폐에 생기는 악성종양을 말하며 폐에서 생긴 것(원발성)과 다른 부위에 생긴 암이 폐로 전이한 것(전이성)이 있다.

원발성 폐암은 그 발생원이 된 조직에 따라 크게 기관이나 기관지의 내면을 덮는 세포에서 생기는 편평상피암, 폐의 선조직에서 발생하는 샘암(선암), 현미경으로 보면 큰 암세포가 보이는 대세포암, 세포가 작은 소세포암으로 나뉜다. 임상적으로는 치료 방침이나 예후의 특징과 차이에 따라 소세포암과 그 밖의 비소세포암, 두 그룹으로 나누기도 한다.

초기 증상은 기침이나 가래

폐암의 증상에는 기침(P.90 참조), 가래·혈담(P.92 참조), 객혈(P.116 참조), 쌕쌕거림(P.104 참조), 무기폐 등이 있다. 암이 커지면 주위를 압박해 음식을 삼키기 어렵고 쉰 목소리(P.106 참조)가 나며 얼굴이나 상지의 부종 증상이 나타난다. 더 진행되면 전신 권태감, 체중 감소 등 전신 증상이 나타난다. 암의 유형에 따라 증상이 나타나는 방식에 차이를 보인다. 예를 들어 샘암은 폐의 말단 쪽에 생기는 경향이 있어 초기에는 기침 등의 증상이 잘 나타나지 않는다.

폐암의 가장 큰 위험인자는 흡연이다. 특히 편평상피암과 소세포암은 흡연자에게 많은 것으로 알려져 있다.

치료법은 암의 유형과 진행 정도에 따라 수술, 방사선요법, 약물요법을 조합해 실시한다.

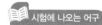 시험에 나오는 어구

편평상피암
기도의 내면을 뒤덮는 상피세포에서 생기는 암을 말한다. 흡연자에게 많다.

샘암(선암)
기도의 선조직에서 생기는 암을 말한다. 폐암의 60%를 차지한다.

대세포암
현미경을 사용하면 대형 암세포가 보인다. 비교적 드문 암이다.

소세포암
현미경을 사용하면 소형 암세포가 보인다. 흡연자에게 많다.

 키워드

전이
암이 퍼지는 방법 중 하나로, 암세포가 혈류나 림프를 타고 먼 곳으로 옮기는 것을 전이라고 한다.

무기폐
폐의 일부 또는 전체에 공기가 들어가지 않은 상태를 말한다.

비소세포암의 종류와 특징

비소세포암은 폐암의 편평상피암, 샘암, 대세포암을 말한다. 편평상피암이나 샘암은 진행이 비교적 느리며 조기에 발견되면 수술요법으로 치료한다.

편평상피암

- 전체 폐암의 약 15%
- 진행이 비교적 완만하다.
- 흡연과 관계가 깊다. 남성에게 많다.
- 폐문부에 가까운 부위나 말초에도 생긴다. 기관지를 폐쇄하면 무기폐가 된다.

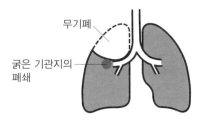

무기폐

굵은 기관지의
폐쇄

샘암

- 전체 폐암의 약 60%
- 진행이 비교적 완만하다.
- 흡연과의 관계가 다른 암보다 낮다.
- 폐의 말초에 잘 생기므로 굵은 기관지가 자극되지 않아 기침 등의 증상이 잘 나타나지 않는다.

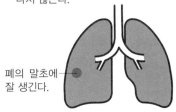

폐의 말초에
잘 생긴다.

대세포암

- 전체 폐암의 약 5%
- 진행이 빠르다.
- 폐의 말초에 잘 생기므로 초기에는 기침 등의 증상이 잘 나타나지 않는다.

소세포암의 특징

진행이 빨라 조기에 전이된다. 그 때문에 발견 시에는 진행된 경우가 많아 일반적으로 수술요법으로 치료하지 않는다.

- 전체 폐암의 약 15%
- 흡연과 관계가 깊다. 남성에게 많다.
- 진행이 빨라 조기부터 림프절 전이나 원격 전이를 일으킨다. 예후가 불량하다.
- 폐문부나 말초에도 생기지만 말초형이 많다.
- 발견 시 진행되는 경우가 많아 일반적으로 수술 요법은 선택하지 않는다.
- 치료는 화학요법과 방사선요법으로 한다.

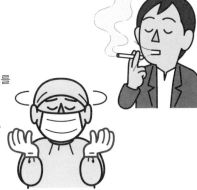

기흉(자발성 기흉)

- 흉막에 구멍이 뚫려 흉막강으로 공기가 흘러들고 폐가 오므라든다.
- 원인 불명의 원발성 자발성 기흉과 폐 질환에 의한 속발성 자발성 기흉이 있다.
- 원발성 자발성 기흉은 마르고 키가 큰 체형의 남자에게서 흔히 발생한다.

흉막에 구멍이 생겨 폐가 수축한다

폐의 표면을 덮는 장측 흉막과 흉곽의 내면을 덮는 벽측 흉막(P.44 참조) 속의 흉막강에 공기가 들어가 폐가 오므라드는 병을 기흉이라고 한다. 보통 흉막강에는 극히 소량의 액체가 들어 있어 항상 음압으로 유지되므로(P.62 참조) 폐는 바깥쪽으로 당겨져 오므라들지 않는다. 그런데 어떤 원인으로 흉막에 구멍이 뚫리면 음압으로 유지되는 흉막강에 단숨에 공기가 빨려 들어가 폐가 오므라들게 된다.

흉막에 구멍이 뚫리는 원인으로는 블러(bulla)나 블레브(bleb)라고 하는 장측 흉막 아래나 안에 생긴 풍선 모양의 낭포가 파열하거나 만성 폐쇄성 폐 질환(P.168 참조)과 폐암(P.164 참조), 폐결핵(P.156 참조) 등의 질병, 교통사고 등에 의한 외상 외에 수술이나 처치 등의 의료 행위에 따른 사고 등을 들 수 있다. 블레브 파열에 의한 것을 원발성 자발성 기흉이라고 하는데, 키가 크고 마른 젊은 남성에게 많고 재발하기도 쉬운 경향이 있다. 폐암 등에 수반해 일어나는 것을 속발성 자발성 기흉이라고 한다.

갑자기 가슴이 아프고 고통스럽다

자발성 기흉의 경우에는 갑자기 흉통(P.114 참조)이나 호흡 곤란(P.96 참조)이 생긴다. 청진기로 듣는 호흡음(P.102 참조)이 작아져 흉부 X선 검사(P.136 참조)를 해 보면 폐가 수축된 모습이 찍힌다. 경증인 경우는 안정을 취하고 모습을 지켜본다. 잘 낫지 않을 경우에는 흉강에 바늘이나 튜브를 넣고 바람을 빼는 조치를 한다.

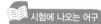

시험에 나오는 어구

기흉
흉막에 구멍이 생기고 흉막강으로 공기가 흘러들어 폐가 오그라드는 병을 말한다. 자발성 기흉이나 외상성기흉, 의원성기흉(의료행위가 원인이 돼 생기는 기흉)이 있다.

자발성 기흉
기흉 중 외상 등 뚜렷한 원인 없이 발생하는 것을 말한다. 블레브 등의 파열에 의한 것을 원발성 자발성 기흉, 폐암 등에 의한 것을 속발성 자발성 기흉이라고 한다.

키워드

블러, 블레브
장측 흉막 바로 밑에 생기는 블러는 여러 개의 폐포가 연결된 것을 말한다. 폐포가 터지면서 장측 흉막의 두 층 사이에 공기가 고이는 것이 블레브이다.

자발성 기흉과 사고 등으로 인한 기흉

사고 등의 원인이 없이 일어나는 것을 자발성 기흉이라고 한다. 그중 블레브 파열에 의한 것을 원발성 자발성 기흉, 폐암 등의 폐 병변이 있어 일어나는 것을 속발성 자발성 기흉이라고 한다.

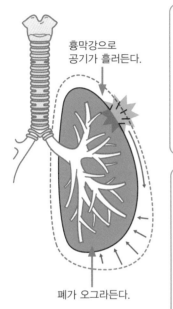

흉막강으로 공기가 흘러든다.

폐가 오그라든다.

원발성 자발성 기흉

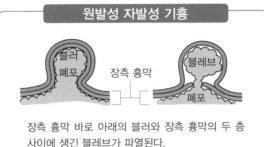

블러
폐포

장측 흉막

블레브

폐포

장측 흉막 바로 아래의 블러와 장측 흉막의 두 층 사이에 생긴 블레브가 파열된다.

속발성 자발성 기흉

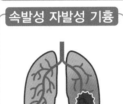

폐암 등 폐 병변으로 인한 기흉

사고 등으로 인한 기흉

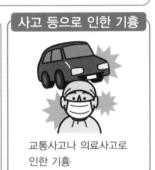

교통사고나 의료사고로 인한 기흉

기흉의 증상

갑자기 흉통이나 호흡 곤란이 생긴다. 통증으로 숨을 깊이 들이마실 수 없게 된다. 자각 증상이 없고 흉부 X선 검사에서 발견되기도 한다.

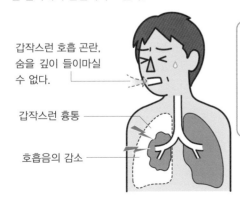

갑작스런 호흡 곤란, 숨을 깊이 들이마실 수 없다.

갑작스런 흉통

호흡음의 감소

【특징】
● 원발성 자발성 기흉은 젊고 키가 큰 남자들에게 많으며 재발하기 쉽다.
● 경증의 경우에는 안정을 취하면 회복된다.
● 중등증 이상은 흉막강에 튜브를 넣어 공기를 빼낸다.

기흉이 일어나지 않은 쪽의 폐는 정상 소견

만성 폐쇄성 폐 질환

POINT
- 주된 원인은 흡연으로, 환자의 90% 이상이 흡연 경험이 있다.
- 기도와 폐 조직이 망가져 폐쇄성 환기 장애가 발생한다.
- 일상생활이 힘들어져서 삶의 질이 현저히 떨어진다.

만성 염증으로 기도와 폐 조직이 망가진다

만성 폐쇄성 폐 질환은 'chronic obstructive pulmonary disease'의 약자를 따서 COPD라고 줄여쓴다. 만성 폐쇄성 폐 질환이 있으면 기도와 폐에 만성적으로 염증이 생겨 폐포가 망가지고 몸을 조금 움직이기만 해도 숨이 차므로 삶의 질이 현저하게 떨어진다.

주요 원인은 흡연이며 COPD 환자의 90% 이상이 흡연 경험이 있는 것으로 알려져 있다. 대기오염 등도 원인이다. 담배 연기 등에 포함된 유해 물질에 계속 노출되면 기도나 폐에 염증이 생기게 된다. 염증이 생기면 그곳에 면역세포가 모여들어 세포에서 방출되는 물질이 기도와 폐 조직을 손상하고 염증이 더욱 심해지는 악순환이 생긴다.

근치요법이 없어 치료 목적은 삶의 질 유지

만성 폐쇄성 폐 질환의 주요 증상은 기침(P.90 참조)과 가래(P.92 참조), 운동성 호흡 곤란이다. 폐 기능 검사(P.122 참조)를 해 보면 1초율 저하가 나타나 폐쇄성 환기 장애(P.126 참조)로 판정된다. 숨을 들이마실 수는 있어도 내쉬기가 괴롭기 때문이다. 그로 인해 폐가 과도하게 팽창해, 가슴이 맥주통처럼 앞뒤로도 둥글어져(통 모양 흉곽) 입술을 오므리고 숨을 내쉬게 된다(다음 페이지 아래 그림 참조). 움직이는 것이 힘들어져 활동량이 줄어들고 식욕 저하로 저영양과 체중 감소를 초래해 비사용증후군(폐용증후군)을 일으킨다. 사회적 고립이나 우울증을 초래할 수도 있다. 우선 금연을 하고 필요에 따라 산소 요법을 해야 한다. 근치요법은 없으므로 영양요법과 운동요법 등을 합친 재활치료를 실시해 삶의 질 유지에 힘써야 할 것이다.

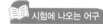 시험에 나오는 어구

만성 폐쇄성 폐 질환
만성 폐쇄성 폐 질환은 COPD라고 줄여 쓰기도 한다. 주요 원인은 흡연으로, 기도나 폐포가 파괴돼 폐쇄성 환기 장애를 초래한다. 근치요법은 없다.

 키워드

운동성 호흡 곤란
운동은 몸을 움직이는 것이고 운동성 호흡 곤란은 몸을 움직이면 호흡 곤란이 생기는 것을 말한다.

**비사용 증후군
(폐용증후군)**
움직이지 않아 근위축이나 관절구축, 골다공증, 저혈압, 소화 기능 저하 등 신체기능이 떨어지는 것을 말한다.

만성 폐쇄성 폐 질환의 병적 상태

담배 연기 등에 포함된 유해 물질에 계속 노출되면 기도와 폐에 만성 염증이 생긴다. 그곳에 모여드는 면역세포에서 방출되는 물질이 더욱 염증을 강하게 만들어 기도나 폐 조직이 망가져 간다.

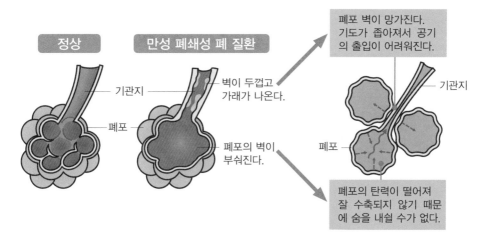

정상

만성 폐쇄성 폐 질환

기관지

폐포

벽이 두껍고 가래가 나온다.

폐포의 벽이 부숴진다.

폐포 벽이 망가진다. 기도가 좁아져서 공기의 출입이 어려워진다.

기관지

폐포

폐포의 탄력이 떨어져 잘 수축되지 않기 때문에 숨을 내쉴 수가 없다.

만성 폐쇄성 폐 질환의 증상과 영향

경증일 때는 기침이나 가래 같은 감기와 같은 증상을 보이지만, 만성 폐쇄성 폐 질환이 진행돼 환기 장애가 일어나면 호흡 곤란 같은 증상이 나타난다.

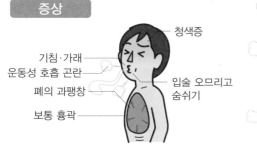

증상

청색증

기침·가래
운동성 호흡 곤란
폐의 과팽창
보통 흉곽

입술 오므리고 숨쉬기

● 입술 오므리고 숨쉬기(Pused lip breathing)의 메커니즘

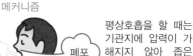

폐포

평상호흡을 할 때는 기관지에 압력이 가해지지 않아 좁은 채로.

폐포

입술을 오므리고 숨을 내쉬면 기관지에 압력이 가해져서 호흡이 편해진다.

COPD 환자에게 일어나는 악순환

호흡 곤란이 있으면 신체활동이 저하되고 비사용증후군이 진행되는 악순환에 빠진다. 이때는 재활과 영양으로 삶의 질을 유지하는 것이 중요하다.

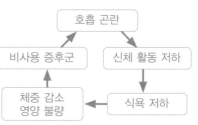

호흡 곤란

비사용 증후군

신체 활동 저하

체중 감소 영양 불량

식욕 저하

간질성 폐 질환

● 호흡기의 간질에 염증이나 섬유화가 일어나는 질병을 통틀어 이른다.
● 원인이 명확한 진폐나 과민성 폐렴, 방사선 폐렴 등이 있다.
● 원인 불명의 특발성 간질성 폐렴은 난치병으로 지정돼 있다.

간질의 염증이나 섬유화로 폐가 부풀지 않게 된다

호흡기에서 폐포 벽과 폐포 벽 사이를 메우는 곳을 간질(P.42, 62 참조)이라고 한다. 넓은 의미에서는 기관지 옆을 주행하는 혈관 주위, 폐소엽을 나누는 소엽 간 격벽 등을 포함한다. 간질성 폐 질환은 이러한 간질에 염증이나 섬유화가 일어나 폐포가 잘 부풀지 않거나 가스 교환을 할 수 없게 되는 질병을 통틀어 이른다.

간질성 폐 질환은 원인을 알 수 있는 것과 알 수 없는 것으로 나눌 수 있다. 원인을 알 수 있는 것으로는 오랫동안 분진을 흡입함으로써 일어나는 진폐, 곰팡이나 새의 날개나 똥, 페인트에 포함된 수지 등을 흡입해 일어나는 과민성 폐렴, 방사선 치료로 인한 방사선 폐렴 등이 있다.

원인 불명의 특발성 간질성 폐렴

간질성 폐 질환 중 원인을 명확히 알 수 없는 폐 질환을 특발성 간질성 폐렴이라고 하며 난치병으로 지정돼 있다. 특발성 간질성폐렴은 여러 유형이 있는데, 절반 이상이 특발성 폐섬유증이라고 하는 질병이다. 특발성 폐섬유증은 만성적으로 간질 섬유화가 진행되는 질병으로, 50세 이상 남성 흡연자에게 많은 것이 특징이다. 폐기능 검사(P.122 참조)를 해 보면 % 폐활량 저하를 볼 수 있는 제한성 환기 장애(P.126 참조)를 일으킨다. 증상으로는 서서히 악화하는 호흡 곤란(P.96 참조), 건성기침(P.90 참조), 곤봉지(P.118 참조) 등이 나타나고 때로는 급속히 악화해 호흡부전에 빠지거나 사망하는 일도 있다. 근치 요법이 없어 최대한 진행을 늦추는 것이 치료의 목표라고 할 수 있다.

시험에 나오는 어구

간질성 폐 질환
폐포와 폐포 사이의 간질이나 혈관 주위에 염증이나 섬유화가 일어나 폐가 부풀지 않게 되거나 가스 교환을 할 수 없게 되는 병을 통틀어 말한다.

진폐
진폐법에는 '분진을 흡입함으로써 폐에 발생한 섬유 증식성 변화를 주체로 하는 질병'이라고 정의한다. 폐에 광물이나 금속 같은 미세한 분진이 쌓여 생긴다.

특발성 간질성 폐렴
간질성 폐 질환 중 원인을 명확히 알 수 없는 폐 질환. 난치병으로 지정돼 있다.

간질성 폐 질환이 있으면 제한성 환기 장애가 일어난다

간질성 폐 질환이 있으면 간질의 염증과 섬유화로 폐포 주위가 딱딱해져 부풀지 않게 된다. 또한 폐포 벽과 혈관 사이에서 이뤄지는 가스 교환이 저하돼 산소를 흡입할 수도 없게 된다.

간질성 폐 질환

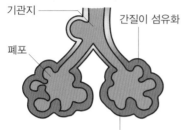

기관지
폐포
간질이 섬유화
가스 교환이 저하

폐포 주위의 간질 섬유화로 인해 폐포가 부풀지 않게 된다. 또 가스 교환의 저하로 혈중 산소 분압이 저하한다.

제한성 환기 장애

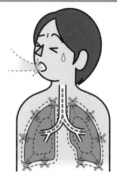

폐포가 부풀지 않아 폐활량이 저하한다. 혈중 산소 분압의 저하도 수반해 숨이 차는 등 호흡 곤란을 초래한다

특발성 간질성 폐렴

간질성 폐 질환 중 원인을 명확히 알 수 없는 폐 질환을 특발성 간질성 폐렴이라고 한다. 그중 가장 많은 것이 특발성 폐섬유증이다.

특발성 간질성 폐렴의 종류
{
특발성 폐섬유증 = 최다
비특이성 간질성 폐렴
박리성 간질성 폐렴
특발성 기질화 폐렴 등

특발성 폐섬유증의 특징

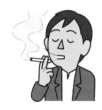
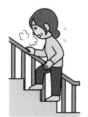

50세 이상의 남성 흡연자에게 많다.
운동 시 호흡 곤란이 서서히 진행된다.

주요 증상

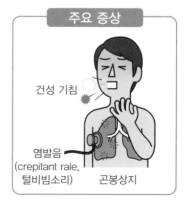

건성 기침

염발음
(crepitant rale, 털비빔소리)
곤봉상지

171

천식(기관지 천식)

● 만성 기도 염증이 있어 자극을 받으면 천식 발작이 반복된다.
● 발작 시 주요 증상은 쌕쌕거리는 소리와 기침과 호흡 곤란이다.
● 어린이에게 많은 아토피형과 어른에게 많은 비아토피형이 있다.

즉각형 알레르기가 관여하지 않는 것도 있다

천식(기관지 천식)은 기도에 만성 염증이 있어 뭔가 자극을 받으면 기침(P.90 참조)이나 천명(P.104 참조), 호흡 곤란(P.96 참조) 등의 발작을 반복하는 질병이다. 천식에는 알레르겐에 닿자마자 반응하는 I형(즉시형) 알레르기가 관여하는 아토피형(알레르기형) 천식과 알레르기 이외의 원인에 의한 비아토피형(비알레르기형) 천식이 있다. 아토피형은 대부분 어릴 때 발병해 경증인 경우가 많은 반면, 비아토피형은 40세 이상 성인에게 많고 흡연과 비만이 관련돼 중등도 질환부터 중증인 경우가 많다.

만성 염증과 자극에 의한 발작

천식 환자는 기도가 과민한 상태이므로 대수롭지 않은 자극에도 발작을 일으킨다. 발작의 방아쇠가 되는 것으로는 상기도 감염증, 진드기 등 알레르겐 흡입, 운동, 과다 호흡, 기온이나 기압의 변화, 담배 등을 들 수 있다. 발작이 일어나면 기도 점막의 분비가 증가하고 부종이 일어나 벽의 평활근이 수축하고 점막의 세포가 망가지기 때문에 기도가 극단적으로 좁아져 가슴에서 '휘익' 하는 소리(피리 소리)가 나는 천명(쌕쌕거림)이나 호흡 곤란 등이 생긴다. 발작이 가라앉아도 염증은 존재하며 이 때문에 기도 점막이 서서히 두꺼워진다. 그 상태에서 기도 점막에 부종이 일어나면 쉽게 호흡 곤란을 일으키게 된다.

천식 치료에는 발작 시 그것을 억제하는 발작 치료제와 발작이 일어나지 않도록 제어하는 장기 관리제에 의한 약물 요법이 있는데, 발작의 방아쇠를 회피, 제거하는 데 중심을 둔다.

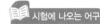

시험에 나오는 어구

천식
기도에 만성 염증이 있어 알레르겐 흡입과 스트레스 등의 자극으로 기침이나 호흡 곤란, 천명(쌕쌕거림) 발작을 일으키는 질환을 말한다. 아토피형과 비아토피형이 있다.

키워드

알레르겐
알레르기의 근원이 되는 물질로, 음식이나 꽃가루, 진드기 등이 있다.

I형(즉시형) 알레르기
음식이나 꽃가루, 진드기, 실내 먼지 등에서 일어나는 알레르기 반응으로, 반응이 바로 나타나기 때문에 즉시형 알레르기라고도 한다.

아토피
알레르기를 일으키기 쉬운 체질을 말한다.

천식의 원인에 따른 분류와 특징

천식에는 I형 알레르기가 원인인 것도 있고 알레르기와 관련이 없는 것도 있다.

I형 알레르기 관여		비알레르기형
아토피형 천식(소아)	**아토피형 천식(성인)**	**비아토피형 천식**

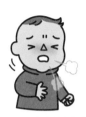

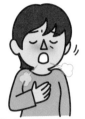

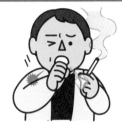

- 대부분 5세 미만에서 발병
- 경증을 보이는 경향
- 3분의 1은 성인이 돼서도 계속 된다.
- 3분의 1은 한 번 좋아져도 성인이 돼 재발한다.

- 젊은 사람에게 많다.
- 경증의 예도 있고 중증의 예도 있다.
- 완전히 좋아지지 않는 경우가 많다.

- 40세 이상의 연령층에 많다.
- 흡연이나 비만과 관련이 있다.
- 바이러스성 기도감염에 이어 발병하기도 한다.
- 중등도~ 중증 경향을 보인다.

천식 환자의 기관지와 발작 증상

천식 환자의 기관지는 발작이 없을 때도 염증이 있다. 여기에 알레르겐 흡입이나 스트레스 등 자극이 가해지면 천식 발작이 일어난다.

정상 기관지 단면

내벽

천식 환자의 기관지

천식 발작이 없을 때	천식 발작 시

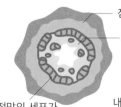

점막이 붓는다.

가래의 증가

점막의 세포가 망가진다.

내강이 극단적으로 좁아진다.

근육이 수축

천식 환자의 발작 증상

콜록 콜록 콜록 콜록

- 기침
- 호흡 곤란
- 천명(피리 소리)
- 발작은 야간이나 새벽에 많이 일어난다.

173

폐고혈압

- 폐고혈압은 폐동맥의 혈압이 높아지는 질환이다.
- 폐의 혈류나 좌심계의 기능이 좋지 않으면 폐동맥에서 혈액이 막힌다.
- 폐동맥에 혈액을 보내는 우심계가 피폐해져 우심부전에 이른다.

측정하면 알 수 있는 고혈압과는 다른 질환

폐고혈압은 누구나 아는 '고혈압증'과는 다른 병으로, 폐동맥 혈압이 높아지는 질환이다. 만성 폐쇄성 폐 질환(P.168 참조) 같은 폐 질환으로 폐의 가는 동맥의 혈류가 나빠져 있거나 폐의 하류에 해당하는 좌심방·좌심실의 기능이 저하돼 있거나(좌심부전) 하면, 그 바로 앞의 폐동맥에서 정체가 일어나 압력이 올라간다.

특발성 폐동맥성 폐고혈압의 경우에는 폐동맥이 폐로 들어가 여러 갈래로 갈라지면서 폐포를 둘러싼 모세혈관이 되기 직전 동맥(폐세소동맥)의 벽이 두꺼워져 결국 원활하게 혈액이 흐르지 않기 때문에 폐동맥압이 올라간다. 폐세소동맥의 벽이 두꺼워지는 원인은 아직 밝혀지지 않았다.

애쓰던 우심계가 피폐해지다

폐고혈압이 있으면 폐로 가는 혈류가 나빠지기 때문에 이것을 개선하려고 우심방·우심실이 노력하지만, 머지않아 그 부담에 지쳐 우심부전에 빠진다. 우심부전이 생기면 쉽게 피로하고 경정맥 노장, 간종대, 복수, 하지 부종 등의 증상이 나타난다. 그리고 원인 질환에 따라서는 폐의 혈류가 나빠 폐포의 가스 교환이 저하되고 저산소혈증이 돼 청색증(P.100 참조)이나 곤봉지(P.118 참조)가 나타나기도 한다.

폐고혈압의 원인이 되는 질병이 있는 경우에는 그 질병을 먼저 치료해야 한다. 그리고 폐혈관을 확장하는 약이나 이뇨제 투여, 산소 요법 등을 실시한다. 약물요법으로 개선이 보이지 않는 경우는 폐 이식을 고려하기도 한다.

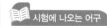

폐고혈압
폐동맥 혈압이 높아지는 질환을 말한다. 폐 속 가는 혈관의 협착이나 좌심부전 등이 원인으로 우심부전을 일으키기도 한다.

우심부전
우심방·우심실의 기능이 저하돼 폐동맥으로 충분히 혈액을 보내지 못하게 된 상태를 말한다. 그 상류에 있는 전신정맥에 혈액이 정체한다.

폐 세소동맥
폐동맥이 분기하면서 가늘어져서 폐포를 둘러싼 모세혈관망에 이어지는 바로 앞부분을 말한다.

특발성
원인이 불분명하다는 뜻이다.

폐고혈압의 병적 상태

폐나 좌심계로 혈액이 원활하게 흐르지 않으므로 폐동맥에 정체가 일어나 혈압이 올라간다.

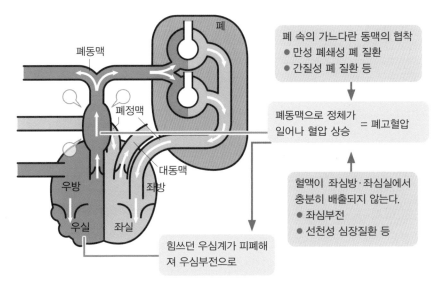

폐

폐동맥

폐정맥

대동맥

우방

좌방

우실

좌실

힘쓰던 우심계가 피폐해져 우심부전으로

폐 속의 가느다란 동맥의 협착
- 만성 폐쇄성 폐 질환
- 간질성 폐 질환 등

폐동맥으로 정체가 일어나 혈압 상승 = 폐고혈압

혈액이 좌심방·좌심실에서 충분히 배출되지 않는다.
- 좌심부전
- 선천성 심장질환 등

폐고혈압으로 인한 우심부전 증상

우심실에서 앞으로 혈액이 잘 흐르지 않는 우심부전의 경우에는 온몸의 정맥에 울체(혈류 등이 막힌 상태)가 일어난다. 또한 울체한 정맥에서 혈장이 스며 나오므로 그에 따른 증상이 나타난다.

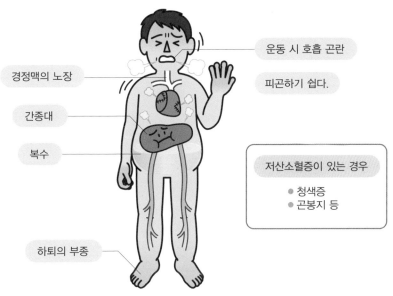

경정맥의 노장

간종대

복수

하퇴의 부종

운동 시 호흡 곤란

피곤하기 쉽다.

저산소혈증이 있는 경우
- 청색증
- 곤봉지 등

폐부종

- 폐부종은 폐에 물이 차서 제대로 호흡이 어려워지는 질환이다.
- 심장병으로 인한 폐부종이 많지만, 신장병이나 간장병도 원인이 될 수 있다.
- 심한 호흡 곤란과 기좌호흡, 분홍빛 가래 등의 증상이 나타난다.

폐에 물이 차서 호흡부전에 빠진다

폐부종은 폐에 물이 찬 상태를 말한다. 폐포를 둘러싼 모세혈관에서 물과 혈구의 성분이 스며 나와 간질과 폐포 속에 고이는 질환이다. 폐부종은 육상에 있는데도 물에 빠진 듯한 상태라서 가스 교환을 할 수 없다. 이 때문에 심한 저산소혈증을 일으키다 호흡부전(호흡 기능상실)에 빠진다. 폐부종의 원인 질환으로는 심근경색이나 심장판막증 같은 심장병, 네프로제 증후군 같은 신장병, 간 조직이 딱딱해져 제 기능을 하지 못하게 되는 간경변, 중증 폐렴이나 외상으로 인해 중증 호흡부전에 빠지는 급성호흡 곤란증후군 등을 들 수 있다.

심장질환으로 인한 폐부종이 많다

폐부종 중 가장 많은 것은 심장질환으로 인한 심인성 폐부종이다. 심근경색 등으로 좌심방·좌심실의 기능이 저하되는 좌심부전이 되면 좌심실에서 온몸으로 혈액을 충분히 내보낼 수 없게 돼 그 상류의 폐에 혈액이 정체한다. 그리고 폐혈관의 압력이 높아져 혈관에서 수분 등이 스며 나오기 시작한다.

신장병이나 간장병의 경우에는 체액의 증가나 저단백혈증, 급성호흡곤란증후군의 경우에는 폐 조직 손상 등이 폐부종을 일으킨다.

폐부종이 생기면 호흡 곤란(P.96 참조), 누우면 고통스러워 몸을 일으키는 기좌호흡(P.98 참조), 거품이 섞인 분홍빛 가래(P.92 참조), 폐수포음(P.102 참조), 청색증(P.100 참조) 등의 증상이 나타난다.

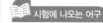 시험에 나오는 어구

폐부종
폐에 물이 차서 호흡부전에 빠지는 질환을 말한다. 폐포를 둘러싼 모세혈관에서 물 성분이나 혈구가 스며 나와 폐포 안에 고여 버린다. 심장병이나 신장병, 간장병, 폐병 등이 폐부종을 일으키는 원인이다.

 키워드

**네프로제 증후군
(신증후군)**
소변에 다량의 단백질이 배설되기 때문에 저단백혈증이 되거나 심한 부종을 일으키는 신장병을 말한다.

급성호흡 곤란증후군
폐렴이나 패혈증, 유해물질 흡입이나 외상 등에 의해 갑자기 심한 호흡부전에 빠지는 질환을 말한다. 폐 조직이나 모세혈관이 파괴돼 폐부종을 일으킨다.

폐부종이 일어나는 메커니즘

어떤 원인으로 폐포를 둘러싼 모세혈관에서 혈액의 혈장이나 혈구 성분이 폐포로 스며들어 폐에 물이 찬다.

수분 등이 스며나온다

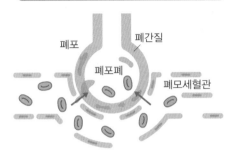

폐를 둘러싼 모세혈관의 압력이 높아지거나 폐포 벽과 간질, 혈관 벽의 투과성이 높아지면 혈관 쪽에서 간질이나 폐포에 혈액 성분이 스며 나온다.

심인성 폐부종

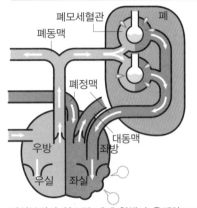

좌심부전이 있으면 폐에 혈액이 울체하고 폐모세혈관의 압력이 높아져 폐부종이 생긴다.

폐부종의 증상

폐에서 가스 교환이 충분히 되지 않아 호흡 곤란과 청색증 등이 발생한다. 폐포 내에 혈장뿐만 아니라 적혈구도 스며 나오기 때문에 그것들과 공기가 섞이면서 분홍빛 거품 모양의 가래가 나온다.

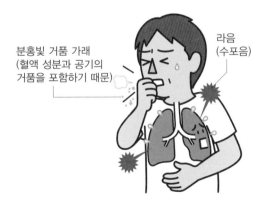

분홍빛 거품 가래
(혈액 성분과 공기의
거품을 포함하기 때문)

라음
(수포음)

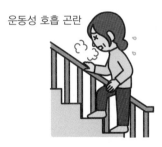

운동성 호흡 곤란

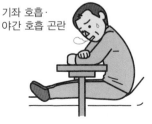

기좌 호흡·
야간 호흡 곤란

이 밖에 폐부종의 원인이 되는 질병의 증상이 나타난다. 좌심부전이 있는 경우에는 가슴 두근거림이나 저혈압, 식은땀, 의식 장애 등도 볼 수 있다.

폐혈전 색전증

- 폐혈전 색전증을 이코노미 클래스 증후군이라고도 한다.
- 하지 등에서 생긴 혈전이 벗겨져 폐로 흘러들어와 막힌다.
- 갑작스러운 호흡 곤란이나 흉통 등이 일어나 실신하기도 한다.

계속 앉아 있으면 다리에 혈전이 생긴다

이코노미 클래스 증후군이라는 명칭으로 더 잘 알려져 있기도 한 폐혈전 색전증은 하지 등에서 생긴 혈전(피떡)이 혈류를 타고 폐에 도달해 폐혈관을 막아버리는 질환이다. 장시간 같은 자세로 앉아 있거나 질병 등으로 오래 누워 지내는 생활을 하면 하지나 골반 내 정맥의 혈류가 정체돼 혈관 속에서 혈전이 생기는 일이 있다. 그리고 일어나 걷기 시작하면 하지 근육의 움직임으로 혈류가 촉진돼 혈전이 벗겨져 흘러나온다. 혈류를 탄 혈전은 우심방으로 들어가고 우심실에서 폐동맥으로 보내는데, 폐 속에서 여러 갈래로 갈라지면서 가늘어지는 동맥의 어딘가를 막아버린다.

갑자기 호흡 곤란이나 흉통이 일어난다

폐동맥 어딘가가 막히면 폐동맥압이 올라가고(폐고혈압, P.174 참조) 우심부전을 일으킨다. 또 혈전에서 방출되는 물질의 작용으로 혈관이나 기관지가 수축하고 충분한 환기가 되지 않아 저산소혈증에 빠진다.

이 때문에 갑자기 호흡 곤란(P.96 참조)이나 흉통(P.114 참조), 빈호흡·과호흡(P.94 참조) 등이 생겨 실신하는 경우가 있다. 혈중 산소포화도가 저하돼 흉부 X선 검사나 심전도 검사를 해 보면 폐고혈압이나 우심부전을 볼 수 있다.

장시간 같은 자세를 취해야 하는 상황에서는 가끔 하지를 움직여 혈전이 생기지 않도록 예방하는 것이 중요하다.

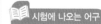

폐혈전 색전증

하지나 골반 내 등에서 생긴 혈전이 혈류를 타고 돌아다니다가 폐 어딘가를 막아 갑작스러운 호흡 곤란이나 흉통 등의 증상이 나타나는 질환을 말한다. 이코노미 클래스 증후군이라고도 한다.

색전증

흘러온 혈전 등 덩어리가 혈관이나 림프관을 막아 혈액이나 림프액이 흐르지 않게 된 상태를 말한다.

혈전

혈관 내에서 혈류가 막히면 혈구가 달라붙어 덩어리를 만드는데 이것이 혈전 즉 피떡이다.

재해로 인한 피난 생활에서도 폐혈전 색전증이 곧잘 생긴다

지진 등의 재해로 피난소에서 생활하다 보면 계속 움직이지 않는 경우가 많아 폐혈전 색전증을 일으키기 쉽다.

폐혈전 색전증 발병의 메커니즘

장시간 하지를 움직이지 않으면 정맥 속에서 혈전이 생길 수 있다. 걷기 시작하면 혈류가 촉진돼 혈전이 흘러나오고 심장에서 폐로 옮겨져 동맥에 막힌다.

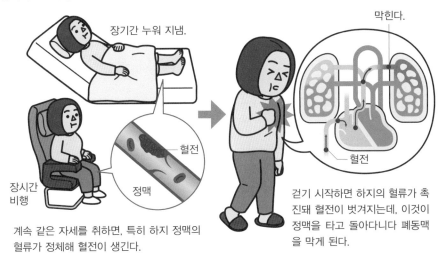

장기간 누워 지냄.

장시간 비행

혈전

정맥

계속 같은 자세를 취하면, 특히 하지 정맥의 혈류가 정체해 혈전이 생긴다.

막힌다.

혈전

걷기 시작하면 하지의 혈류가 촉진돼 혈전이 벗겨지는데, 이것이 정맥을 타고 돌아다니다 폐동맥을 막게 된다.

폐혈전 색전증의 증상과 예방

장시간 앉아 있거나 누워 있을 때는 가끔 다리를 움직이거나 일어나 가볍게 운동하면 혈전이 생기는 것을 예방할 수 있다.

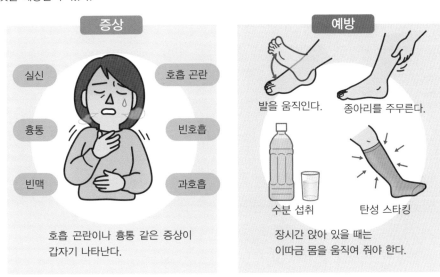

증상

실신

흉통

빈맥

호흡 곤란

빈호흡

과호흡

호흡 곤란이나 흉통 같은 증상이 갑자기 나타난다.

예방

발을 움직인다.

종아리를 주무른다.

수분 섭취

탄성 스타킹

장시간 앉아 있을 때는 이따금 몸을 움직여 줘야 한다.

수면 무호흡증

POINT

- 수면 중 호흡이 자주 멈추거나 극도로 얕아지는 질환이다.
- 혀뿌리가 밑으로 처져서 생기는 폐쇄성 무호흡증이 많다.
- 고혈압, 심근경색, 당뇨병 등의 발병과 관련이 있다.

비만하면 코를 심하게 골 가능성이 높다

수면 무호흡증은 수면 중에 자주 호흡이 멎거나 극단적으로 얕은 질병이다. 수면 무호흡증이 있으면 질 좋은 수면을 취하지 못하기 때문에 수면시간이 길어도 수면 부족 상태를 느끼고 낮에 심한 졸음, 집중력 저하 등에 시달린다. 수면 중에 심하게 코를 골기도 하고 몇 번 잠에서 깨기도 하며 야간 빈뇨와 같은 증상도 나타난다.

수면 무호흡증에는 혀뿌리(설근)가 밑으로 처져 기도가 막히면서 생기는 폐쇄성(P.80 참조)과 호흡중추 문제로 일어나는 중추성이 있는데, 대부분 폐쇄성 수면 무호흡증이다. 수면 무호흡증은 중장년 남성이나 폐경 후 여성에게 많고 비만, 작은 턱, 편도 비대가 있는 사람에게 일어나기 쉬운 경향이 있다. 또한 과음, 바로 누워 자는 수면, 높은 베개도 수면 무호흡증을 일으키는 요인이다.

내버려두면 고혈압이나 심근경색이 생길 수도 있다

빈번하게 저산소 상태가 되는 데다 숙면을 취하지 못하고 무호흡일 때 일시적으로 흉강 내압이 높아지면 심장과 혈관에 부담이 커져 고혈압과 허혈성 심질환, 뇌혈관질환을 일으킬 수 있다. 또한 수면 무호흡증은 당뇨병과도 관계가 깊은 것으로 알려져 있다.

수면 무호흡증 진단을 받았다면 수면 중 코에 마스크를 착용해 공기를 보내고 기도가 닫히지 않도록 하는 지속적 상기도 양압술(nCPAP)로 치료하거나 혀뿌리가 떨어지지 않도록 구강 내 장치(마우스 피스)를 이용해 무호흡을 방지해야 한다.

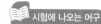시험에 나오는 어구

수면 무호흡증

수면 중에 자주 무호흡이 되거나 극단적으로 호흡이 얕은 질환을 말한다. 비만, 음주, 작은 턱 등이 요인이며 고혈압, 허혈성 심질환, 당뇨병 등과 관련이 있다.

지속적 상기도 양압술 (nasal Continuous Positive Airway Pressure: nCPAP)

수면 중에 코에 낀 마스크로 기도에 공기를 보내고 항상 양압(대기압보다 높은 압력)을 가함으로써 기도를 열어 두는 치료를 말한다.

키워드

편도 비대

목 양쪽에 있는 구개편도가 부어 있는 상태를 말한다. 너무 커지면 기도를 좁게 해 수면 무호흡증의 원인이 된다.

코골이나 수면 무호흡이 일어나는 구조

혀뿌리가 밑으로 쳐지거나 편도 비대 등의 문제가 있어 기도가 좁아져 있으면 코를 골게 된다. 기도가 완전히 막히면 무호흡이 된다.

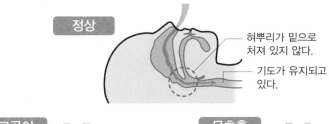

정상

혀뿌리가 밑으로 처져 있지 않다.

기도가 유지되고 있다.

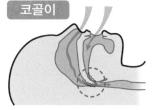

코골이

기도가 좁아져 그곳을 공기가 통과할 때 조직이 떨려 코를 골게 된다.

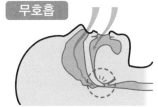

무호흡

혀뿌리가 밑으로 처지면 기도가 막혀 숨이 멎는다.

지속적 상기도 양압술

지속적 상기도 양압술. 코에 낀 마스크에서 항상 공기를 보냄으로써 기도를 확보해 수면 무호흡을 막는다.

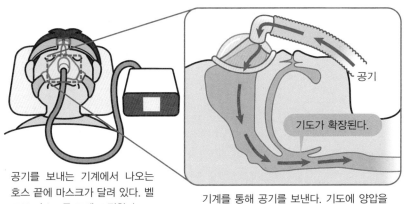

공기

기도가 확장된다.

공기를 보내는 기계에서 나오는 호스 끝에 마스크가 달려 있다. 벨트로 마스크를 코에 고정한다.

※기계 소리는 작아서 수면에 방해가 되지 않는다.

기계를 통해 공기를 보낸다. 기도에 양압을 가하면 기도가 확보돼 무호흡증을 막을 수 있다.

과다 호흡 증후군

POINT

- 스트레스와 긴장, 불안감 등을 유발해 과도한 호흡을 하게 된다.
- 숨참과 손발 저림, 가슴 두근거림, 현기증 등을 호소한다.
- 안심시키고 천천히 호흡하도록 촉구하는 것이 중요하다.

스트레스나 긴장으로 과도한 호흡을 하는 상태

갑자기 호흡이 거칠어지고 두통이나 어지럼증, 가슴 두근거림, 손이나 입의 저림, 경련 등의 증상을 보인다면 과다 호흡 증후군을 의심해봐야 한다. 과다 호흡 증후군이 있으면 흉통이나 숨참을 호소하며 패닉에 빠지거나 실신하기도 한다. 과다 호흡 증후군은 젊은 여성들에게 많고 과도한 스트레스나 긴장, 불안 등이 방아쇠가 될 수 있다.

과다 호흡 증후군 상태에서는 다호흡이나 과호흡(P.94 참조)으로 '과다 호흡' 상태라서 혈중 이산화탄소 분압(P_aCO_2)이 내려가고 혈액의 pH가 올라가 호흡성 알칼로시스(P.82 참조)가 된다. 저림이나 경련은 호흡성 알칼로시스로 인한 증상이다. 두통, 어지럼증, 의식 장애는 혈중 이산화탄소 분압이 떨어져 뇌혈관이 수축하기 때문에 일어난다.

페이퍼백 요법을 권장하지는 않는다

발작을 일으켜 호흡 곤란을 강하게 호소하는 모습은 긴급 사태처럼 보이지만, 신체적으로 생명에 지장이 있는 상태는 아니다. 본인에게도 그렇게 전해 안심시키고 긴장이나 불안의 원인이 되는 것을 제거하고 천천히 호흡을 가다듬도록 하면 숨참 등의 증상은 서서히 가라앉는다. 기존에는 종이봉투나 비닐봉지를 입과 코에 대고 자신이 내쉰 숨을 다시 들이마셔 혈중 이산화탄소 농도를 높이려는 페이퍼백 요법이 시행됐지만, 현재는 이 방법을 권장하지는 않는다. 혈중 이산화탄소 농도가 반대로 너무 높아질 수도 있고 압박감으로 호흡 곤란감이나 불안감을 높일 가능성이 있기 때문이다.

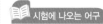
시험에 나오는 어구

과다 호흡 증후군
스트레스와 불안, 긴장, 흥분 등을 계기로 호흡이 격해져 과다 호흡 상태가 된다. 혈중 이산화탄소 농도가 낮아져 호흡성 알칼로시스가 된다.

과다 호흡 증후군 증상

과다 호흡 증후군은 일반적으로 젊은 여성에게 많지만, 나이와 성별을 불문하고 일어나기도 한다. 반복해 일어나는 경우도 많다.

과다 호흡 증후군 대처법

불안의 원인을 제거해 안심시키고 천천히 호흡하도록 격려한다.

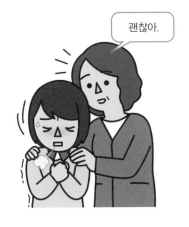

괜찮아.

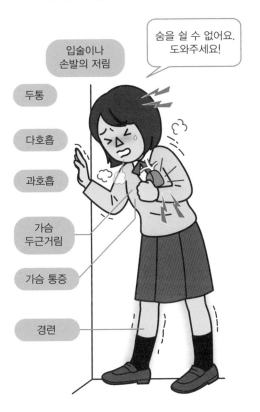

입술이나
손발의 저림

두통

다호흡

과호흡

가슴
두근거림

가슴 통증

경련

숨을 쉴 수 없어요.
도와주세요!

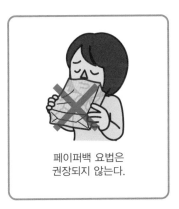

페이퍼백 요법은
권장되지 않는다.

동맥 혈액가스를 분석해 보면 이산화탄소(P_aCO_2)의 저하나 pH의 상승을 볼 수 있다.

---

column ## 출산 중 호흡하는 법

출산 시에도 불안이나 흥분 등으로 과호흡이 될 수 있다. 출산 시에는 입회하는 파트너나 간호사의 도움을 받아 가능한 한 진정하는 것이 중요하다. 그런데 출산 중에 하는 '힛힛후' 호흡은 무엇일까? 이것은 분만이 진행돼 진통이 상당히 강해져도 아직 배에 힘을 주어서는 안 될 때, 힘을 주지 않고 지날 수 있는 호흡법으로, '힛힛' 하고 숨을 들이마시고 '후' 하고 내쉬면 된다.

기도 이물질

- 갑자기 질식을 알리는 신호이나 호흡 곤란 등의 증상이 나타난다.
- 영유아는 작은 장난감, 고령자는 떡 등이 막힌다.
- 하임리법이나 등(배부) 고타법으로 즉시 이물질을 제거한다.

질식을 알리는 신호가 특징적

기도 이물질은 말 그대로 기도에 어떤 이물질이 끼는 것을 말한다. 기도가 완전히 막혀 버리면 숨을 쉴 수 없게 된다. 이렇게 되면 갑자기 자신의 손으로 목을 잡고 괴로워하는 등 질식을 알리는 신호, 호흡 곤란(P.96 참조), 목소리가 나오지 않는 등의 증상이 나타난다. 이물질이 작아 기도가 완전히 막히지 않은 경우는 기침(P.90 참조)이나 쉰 목소리(P.106 참조), 쌕쌕거림(P.104 참조) 등의 증상을 보일 수 있다. 때로는 이물질을 잘못 삼킨 직후에는 별다른 증상이 나타나지 않고 기침이나 폐렴 등의 증상이 오래 가다 이물질이 발견되기도 한다.

기도 이물질은 어린이나 고령자에게 많이 발병한다. 영유아는 작은 장난감이나 동전, 콩류, 단추, 전지 등을 입에 넣고 그것을 잘못 삼켜 버리는 것이다. 고령자는 연하 기능의 저하로 인해 잘못 삼키는 경우가 많아 떡, 고기나 생선, 곤약 등의 음식이 목에 걸리는 사고가 발생하기 쉽다. 또한 의치나 약을 잘못 삼키는 경우도 있다.

즉시 기도 내 이물질을 제거한다

질식한 경우에는 즉시 이물질을 제거해야 한다. 환자의 등 뒤에서 앞으로 손을 돌려 깍지 낀 두 손을 상복부에 대고 힘차게 복부를 치켜올리는 하임리히법이 효과적이다(5~10회). 또는 환자 머리를 숙이게 하고 등을 손바닥으로 세게 두드려 등(배부) 고타법으로 이물질을 제거한다. 이물질을 제거하기 어렵거나 소실된 경우에는 심폐소생술을 실시하고 구급차를 요청한다.

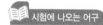
시험에 나오는 어구

기도 이물질
음식이나 작은 장난감 등이 기도에 들어가 버리는 것을 말한다. 기도가 완전히 막히면 질식하지만, 기도가 완전히 막히지 않은 경우에는 기침이나 쉰 목소리 등의 증상을 보인다.

하임리히법
등 쪽에서 손을 돌려 환자 명치 부위에서 양손을 모으고 힘차게 상후방으로 밀어 올린다. 유아(0세)나 임산부에게는 실시하지 않는다.

등(배부) 고타법
머리를 숙여 구부리게 하고 등을 손바닥으로 세게 두드려 이물질을 제거하는 방법을 말한다.

주요 기도 이물질과 질식을 알리는 신호

기도에 이물질이 걸리는 일은 영유아나 고령자에게 많다. 영유아들은 무엇이든 입에 넣기 때문에 장난감 등 음식이 아닌 것에 질식하는 일이 많다. 고령자의 경우에는 음식물이 걸려 질식하는 일이 많다.

영유아에게 많은 기도 이물질

- 구슬 등 작은 장난감
- 콩 (땅콩이 많다)
- 동전
- 단추, 전지, 자석
- 약 등

고령자에게 많은 기도 이물질

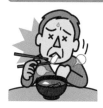

- 떡, 고기나 생선 조각, 곤약 젤리 등의 음식
- 의치 등

질식을 알리는 신호를 봤다면 질식을 의심하라!

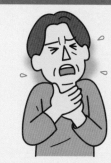

양손으로 목을 잡고 괴로워하는 모습. 이물질 등에 의한 질식 신호

하임리히법과 등(배부) 고타법

기도에 뭔가가 막혀 질식했을 때는 즉시 이물질을 제거하기 위해 이들 방법을 시도한다.

하임리히법

상복부(명치)에 주먹 부분을 대고 5~10회 힘차게 상후방으로 밀어 올린다.

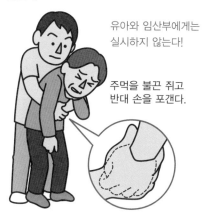

유아와 임산부에게는 실시하지 않는다!

주먹을 불끈 쥐고 반대 손을 포갠다.

등(배부) 고타법

고개를 숙인 자세를 취하게 하고 등을 손바닥 윗부분으로 세게 두드린다.

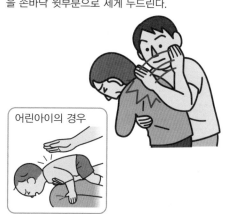

어린아이의 경우

185

찾아보기

그림으로 이해하는 인체 이야기

호흡기의 구조

2024. 4. 10. 초 판 1쇄 인쇄
2024. 4. 17. 초 판 1쇄 발행

감 수 | 겐마 아키히코
감 역 | 이승현
옮긴이 | 김선숙
펴낸이 | 이종춘
펴낸곳 | BM (주)도서출판 성안당

주소 | 04032 서울시 마포구 양화로 127 첨단빌딩 3층(출판기획 R&D 센터)
10881 경기도 파주시 문발로 112 파주 출판 문화도시(제작 및 물류)

전화 | 02) 3142-0036
031) 950-6300

팩스 | 031) 955-0510

등록 | 1973. 2. 1. 제406-2005-000046호

출판사 홈페이지 | www.cyber.co.kr

ISBN | 978-89-315-5113-6 (04510)
978-89-315-8977-1 (세트)

정가 | 16,500원

이 책을 만든 사람들

책임 | 최옥현
진행 | 김해영
교정 · 교열 | 안종군
본문 디자인 | 김인환
표지 디자인 | 박원석
홍보 | 김계향, 유미나, 정단비, 김주승
국제부 | 이선민, 조혜란
마케팅 | 구본철, 차정욱, 오영일, 나진호, 강호묵
마케팅 지원 | 장상범
제작 | 김유석

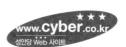

UNDO · KARADAZUKAI · KOKYUKINOSHIKUMI by Akihiko Gemma
Copyright ⓒ 2022 Akihiko Gemma
All rights reserved.
Original Japanese edition published by Mynavi Publishing Corporation
This Korean edition is published by arrangement with Mynavi Publishing Corporation, Tokyo
in care of Tuttle-Mori Agency, Inc., Tokyo, through Imprima Korea Agency, Seoul.

Korean translation copyright ⓒ 2024 by Sung An Dang, Inc.

편집협력: 유한회사 view 기획(야마모토 다이스케 · 우부카타 히로미)
커버디자인: 이세 타로(ISEC DESIGN INC.)
본문디자인: 나카오 쯔요시(주식회사 buzzcut-direction)
집필협력: 스즈키 야스코
일러스트: 이케다 토시오 · 미야시타 야스코

이 책의 한국어판 출판권은 Tuttle-Mori Agency, Inc., Tokyo와
Imprima Korea Agency를 통해 Mynavi Publishing Corporation와의
독점 계약으로 BM (주)도서출판 성안당에 있습니다. 저작권법에 의해
한국 내에서 보호를 받는 저작물이므로 무단전재와 무단복제를 금합니다.